MÉMOIRE

SUR LA NON-CONTAGION

DE LA FIÈVRE JAUNE.

De l'Imprimerie de LAWALLE jeune.

MÉMOIRE

SUR LA NON-CONTAGION

DE LA FIÈVRE JAUNE,

SUIVI DE

CONSEILS AUX EUROPÉENS

QUI PASSENT DANS LES PAYS CHAUDS,

ET NOTAMMENT AUX ANTILLES.

PAR A.-J. DARISTE, D. M.

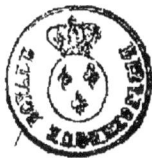

BORDEAUX,

CHEZ LAWALLE JEUNE ET NEVEU, LIBRAIRES,

ALLÉES DE TOURNY, N°. 20.

1824.

MÉMOIRE

SUR LA NON-CONTAGION

DE LA FIÈVRE JAUNE.

Entreprendre de combattre une opinion professée par des médecins d'un mérite reconnu, revêtus de la confiance du Gouvernement, jouissant de l'estime générale, non-seulement comme médecins, mais encore comme bienfaiteurs de l'humanité, est une témérité qui ne peut trouver son excuse que dans le désir bien sincère d'être utile à ses semblables : celui qui l'entreprend n'a cependant pour lui que sa pratique, ses lectures et ses réflexions.

MM. Bally, Pariset et François, dans l'ouvrage qu'ils ont publié, intitulé : *Histoire médicale de la fièvre jaune, observée en Espagne, et particulièrement en Catalogne en 1821*, ont fait les plus grands efforts pour soutenir l'opinion sur la propriété contagieuse de la fièvre jaune; on pourrait même dire que ce travail a pour but principal de faire prévaloir cette opinion.

La lecture de cet ouvrage n'en sera pas moins utile aux médecins qui désireront s'instruire sur la nature et le caractère de la fièvre jaune; on y trouve, en effet, de très-bonnes observations, une description exacte de cette maladie, de ses variétés, de ses complications éclairées par des nécropsies faites avec soin.

Cependant, cette opinion, qui veut qu'un miasme contagieux soit susceptible d'être transporté et communiqué par le contact des individus malades, les hardes, les effets à leur usage, et les marchandises, cette opinion, qu'on rencontre presque à chaque page, quoique conçue dans des vues philantropiques, a été peut-être aussi funeste que la maladie elle-même.

Les inconvéniens attachés à l'opinion de la contagion, sont la crainte, la frayeur que cette maladie inspire. Il n'est échappé à aucun observateur que la terreur, inspirée par la maladie, ou par les précautions prises pour s'en défendre, ne fût une circonstance bien propre à la rendre plus funeste : c'est par suite de cette terreur que les malades sont souvent abandonnés, sans soins et sans secours.

Je n'ignore pas que les médecins, en se vouant à cette pénible profession, font abnégation de tout ce qui les intéresse, pour porter leurs soins aux malheureux qui les réclament. Mais l'homme le plus dévoué et le plus intrépide sera-t-il toujours inaccessible à la crainte de contracter une maladie aussi grave, et dont les résultats sont si souvent funestes? Si celui qui est doué d'un grand caractère n'est pas toujours à l'abri de cette crainte, l'homme faible pourrait-il s'en garantir?

Dans une situation aussi pénible, le médecin sera-t-il en état de bien observer, de bien juger la nature et le caractère de la maladie; pourra-t-il en saisir les symptômes et en prévoir les événemens?

N'a-t-on pas vu dans les journaux, lors de la fatale

épidémie de Barcelone, en 1821, que nombre d'individus ont été trouvés morts dans leurs maisons, où leurs cadavres étaient déjà en putréfaction?

MM. Bally, Pariset et François, citent plusieurs faits de ce genre; entr'autres ils rapportent le suivant :

« Pendant notre séjour à Barcelone, on vint an-
» noncer à la Junte municipale, que dans cette même
» rue Moncade, était une maison fermée d'où sor-
» tait une odeur affreuse, où on entendait de temps
» à autre les cris d'un enfant. On court à cette maison,
» on l'ouvre, on trouve un homme défiguré de la fiè-
» vre jaune, et mort depuis quatre ou cinq jours,
» près de lui une femme expirante qui avait encore un
» reste de chaleur, et sur ce cadavre un enfant à la ma-
» melle, qui, tourmenté par la faim, rongeait en criant
» le sein de sa mère » (1).

C'est à cette incurie, résultat de l'épouvante, qu'est due la grande mortalité qui a eu lieu dans cette ville, et non à la contagion. C'est encore à elle qu'il faut rapporter les ravages observés à Tortose, et dans toutes les villes où la fièvre jaune s'est montrée. L'opinion de la contagion a été cause qu'on a négligé les vrais moyens sanitaires; en incarcérant les malades, on a multiplié les foyers d'infection, et on en a augmenté l'intensité, au point que la maladie s'est propagée de maison en maison, de rue en rue, de quartier en quartier, jusqu'à ce que la ville ait été généralement infectée.

(1) Voyez page 37 de l'ouvrage précité.

En lisant l'histoire de la maladie de Barcelone, on voit qu'elle a suivi la même marche qu'elle suit dans toutes les villes où il y a un foyer d'infection. Les plus grands ravages se sont d'abord manifestés dans les quartiers où la direction des vents portait les émanations du foyer ; et au fur et à mesure que les vents changeaient, certains quartiers, qui n'avaient pas encore souffert, se trouvaient infectés. C'est ce qui a fait croire que cet effet était produit par la communication des malades. Mais les quartiers qui ont été épargnés, ou qui ont eu moins de malades, l'ont dû à ce que les vents n'ont point porté l'infection de leur côté.

La même chose est arrivée dans les villes de l'Amérique du Nord, pendant tout le temps qu'on a cru à la contagion de cette maladie ; mais depuis qu'on a reconnu que tous ces ravages étaient causés par l'infection, qu'on a permis, même ordonné l'émigration, qu'on a disséminé les malades, qu'on les a placés dans des lieux aérés, on a arrêté le cours de la maladie, ou du moins on en a atténué la gravité.

Nous verrons même qu'en Espagne, dans tous les lieux où on a tenu la même conduite, on a obtenu les mêmes résultats.

Comment donc se persuader qu'une maladie est contagieuse, lorsqu'on parvient à en arrêter les progrès et la propagation par l'émigration ; lorsqu'il est authentiquement reconnu que le transport des malades, hors du lieu infecté, ne la communique point ; tandis qu'on en augmente le nombre en empêchant la dissémination de la population, et surtout des malheureux qui en sont déjà atteints?

Nous reviendrons sur ce point, qui exige quelques explications; nous rapporterons des exemples et des faits généraux, qui sont à portée d'être jugés par les hommes sans passion : car les faits particuliers ont souvent la couleur de l'opinion de celui qui les rapporte. Aussi, ce n'est pas par là qu'on peut éclaircir les doutes.

Mais, dira-t-on, la maladie prise par infection est la même que celle qui sera prise par contagion.

Si on ne la considère que sous le rapport des individus actuellement malades, cela peut être vrai, cependant jusques à un certain point ; car, il est de toute vérité que les malades transportés hors de l'endroit infecté, le seront moins gravement que ceux qui seront laissés dans le foyer, toutes choses égales d'ailleurs.

Dans la persuasion que la fièvre jaune n'est pas contagieuse, les personnes qui, par état ou par affection, doivent rester auprès de ces malheureux, leur porteront leurs soins avec plus d'assiduité, resteront avec confiance auprès d'eux, et leur donneront tous les secours nécessaires. Ils leur prodigueront les consolations de l'amitié, cesseront de leur montrer cet aspect effrayé qui décourage toujours les malades.

On dira peut-être que la crainte de contracter la fièvre jaune par infection, sera la même que celle de la prendre par contagion. Cette crainte n'existera plus, lorsqu'on sera bien persuadé que les malades hors du foyer ne peuvent la communiquer. Dans cette persuasion, on n'hésitera plus à les transporter dans un lieu salubre ; et par cette mesure , on obtiendra plus de succès , et on bannira toute espèce d'inquiétude , résultant de l'idée qu'on peut la prendre par contagion.

Supposons même le cas où on ne pourrait pas les transporter hors des lieux infectés, on saura que la propreté, la ventilation, l'exposition au grand air , etc. , sont les moyens les plus efficaces pour diminuer cette infection ; on sera persuadé que par ces précautions on parviendra à diminuer les risques de la prendre. Cette vérité bien reconnue atténuera la crainte de ceux qui , par état et par devoir, doivent rester auprès des malades.

Dans le cas contraire, c'est-à-dire, dans l'opinion de la contagion, on ne les approchera qu'avec crainte et répugnance , conséquemment ils ne seront pas soignés convenablement ; d'où s'en suivra la malpropreté, et tous les inconvéniens qu'elle entraîne.

Comme nous aurons fréquemment occasion de parler de la contagion et de l'infection , il est nécessaire d'établir la distinction qui existe entre elles.

Les maladies contagieuses se communiquent par le contact des personnes ou des choses ; celles par infection naissent d'une atmosphère impure.

Les maladies contagieuses se prennent partout où le virus est transporté ; les autres restent concentrées dans leurs foyers. On se préserve des premières en coupant les communications ; on fait cesser les secondes , sans exposer la santé publique , en assainissant les lieux, en faisant sortir les habitans des endroits infectés. Nous avons déjà dit, et nous aurons occasion de

répéter, que c'est par ses derniers moyens qu'on arrête
les progrès de la fièvre jaune. Mes observations m'ont
porté à croire que la fièvre jaune n'est point produite
par un virus, comme le prétendent les contagionistes ;
que son développement et sa propagation tiennent à
d'autres causes : en conséquence, il est nécessaire que
je m'explique sur les conditions que je crois essentielles à son développement.

La fièvre jaune est une maladie épidémique ; c'est
une vérité qu'on ne peut révoquer en doute, puisqu'elle se déclare brusquement à la manière des autres épidémies ; qu'elle attaque un grand nombre
d'individus à la fois ; qu'elle règne temporairement, et
que ses irruptions se présentent à des intervalles plus
ou moins éloignés. Pendant mon séjour à la Martinique, j'ai observé de pareilles interruptions ; la plus remarquable a été celle qui a eu lieu depuis 1807
jusques en 1816. D'anciens praticiens, d'anciens habitans m'ont assuré avoir vu s'écouler un quart de
siècle, sans que cette maladie se soit manifestée dans
telle ou telle partie des Antilles, malgré que les communications n'y aient jamais été interrompues. Il n'a
jamais été établi aux Antilles d'autres mesures sanitaires
que celles qui furent ordonnées, en 1816, par M. Du-
buc, préfet ; mais ces mesures n'eurent aucune influence sur la marche de l'épidémie qui se répandit
dans tous les lieux où elle trouva les conditions nécessaires à son développement.. Cependant, pour tout
dire, il arrive quelquefois que la fièvre jaune se montre sporadiquement dans ces contrées ; mais comme

ces exemples de sporadicité sont fort rares, ils font
exception, et n'altèrent point le principe que j'admets,
qu'elle est épidémique.

Ces premières notions m'ont conduit à penser que
le concours de plusieurs causes, et leur simultanéité
d'action étaient indispensables à la production de ces
épidémies ; dès-lors, j'ai recherché quelles pouvaient
être ces causes. Je les ai trouvées au nombre de quatre :
1°. la chaleur, 2°. une disposition atmosphérique occulte,
3°. l'insalubrité des lieux, 4°. l'idiosyncrasie des sujets.

Il est bien reconnu que la chaleur est nécessaire au
développement de la fièvre jaune. Elle n'a jamais lieu
dans les saisons froides. Elle cesse dès que le thermo-
mètre centigrade est au-dessous de huit degrés de chaleur.

Mais la chaleur ne suffit pas pour la développer,
puisque des saisons et des années très-chaudes peuvent s'écouler sans qu'elle apparaisse, et que les lieux
qu'elle frappe ne sont pas toujours marqués par une
plus grande élévation thermométrique que ceux qu'elle
épargne.

La disposition atmosphérique occulte consiste dans
une altération de l'atmosphère de nature inconnue, qui
échappe au sens, que ses effets décèlent, et qui se
retrouve dans toutes les épidémies. Cette disposition
atmosphérique, jointe à la chaleur, contribue essentiel-
lement à la formation de la fièvre jaune, mais ne lui
suffit pas. Et ces deux causes existeraient en vain,
si elles ne rencontraient des causes locales qu'elles
puissent mettre en action, et des sujets propres à recevoir la maladie, et *vice versâ*.

Nous avons vu plus haut que la fièvre jaune pouvait rester un grand nombre d'années sans se montrer aux Antilles, puisque la chaleur s'y est maintenue constamment au même degré d'élévation où elle est ordinairement. Nous verrons plus loin que ces interrègnes de la fièvre jaune ne peuvent pas être attribués à l'absence des causes locales, ou à des sujets propres à la recevoir. Nous verrons enfin que, quand elle se déclare, c'est inopinément, presque toujours dans les lieux où il a des mouillages, sur les nouveaux arrivans, et surtout sur les marins, sans qu'il soit possible de l'attribuer à aucune communication suspecte, ni à aucune importation. Que conclure de ces faits? sinon qu'il faut que l'atmosphère ait subi une altération quelconque, laquelle, à l'aide de la chaleur, modifie les causes locales, de manière à faire naître la fièvre jaune.

Il ne faudrait pas confondre cette disposition atmosphérique, que j'ai appelée occulte, et que je considère comme cause essentielle de la maladie, avec certains phénomènes météorologiques, dont la présence peut bien aggraver la maladie sans concourir à sa production. Par exemple, j'ai observé que la fièvre jaune sévissait avec plus de fureur, lorsque les vents du sud régnaient; qu'il y avait une grande humidité, succédant à une grande sécheresse et à un défaut de ventilation. C'est d'après cette loi générale, qu'on voit rarement, dans les colonies, les épidémies exister avec quelque gravité dans les mois de Mars, Avril, Mai et Juin, époque de la sécheresse.

L'insalubrité des lieux doit être considérée comme cause indispensable de la fièvre jaune. Je tire cette induction des faits suivans : 1°. Aux Antilles , comme dans l'Amérique du Nord , et presque dans tous les lieux où elle règne , elle ne porte guère ses ravages que dans les villes où il y a des mouillages , et par conséquent réunion de navires et de marins. 2°. Quels que soient les ravages que la maladie exerce dans ces villes , elle y reste toujours circonscrite , malgré la liberté des communications. Cette dernière circonstance prouve qu'elle n'est pas susceptible d'être transportée par les individus , ni par les effets à leur usage. 3°. Les ravages de la fièvre jaune sont d'autant plus forts , que les bâtimens d'où elle part sont tenus plus malproprement , et alors la maladie n'a d'autres limites que la sphère d'activité des émanations qui proviennent de ces navires , et s'étendent au loin , toutefois en s'affaiblissant à mesure qu'elles s'éloignent de leur source. C'est ainsi que les campagnes sont toujours préservées. Les lieux bas et marécageux , où séjournent des immondices ou autres matières putrescibles , fournissent des effluves qui ajoutent encore à l'intensité de cette cause , surtout s'il y a mélange d'eau de mer , comme cela a lieu dans les ports ou les rades. 4°. On a des exemples que la fièvre jaune se déclare en mer , à bord des navires où il existe des causes d'insalubrité locale qui n'attendent , pour être mises en action , que le concours des causes atmosphériques. Aussi , ce développement se fait-il spontanément dans les parages où existent ces causes. Il s'en rencontre

quelquefois, dans ce cas, de tellement infectés, que
tous ceux qui les montent sont atteints de la fièvre
jaune plus promptement et plus violemment, s'ils se
tiennent à l'intérieur, que s'ils restent sur le pont. En
1816, la Gabarre de Sa Majesté, *l'Eglantine*, en station aux îles du Vent, m'a fourni un exemple remarquable de ce dernier fait.

D'après cet exposé, il serait difficile de ne pas considérer l'insalubrité des lieux comme une des quatre
conditions indispensables au développement de la fièvre
jaune. L'on ne conservera aucun doute à cet égard,
si l'on fait attention que la chaleur et la disposition atmosphérique occulte dont j'ai parlé, occupant un grand
espace dans l'atmosphère, ne pourrait pas être envisagé
comme les seules causes du développement d'une maladie dont les limites sont resserrées ; il faut donc que
la fièvre jaune reconnaisse encore, comme cause nécessaire à son existence, des effluves dont la sphère
d'activité ne s'étend pas fort loin. C'est donc seulement
dans les lieux où toutes ces causes peuvent se rencon-
trer et concourir ensemble, que la maladie se forme.

En admettant l'insalubrité des lieux comme cause
essentielle à la fièvre jaune, j'ai noté avec soin que la
réunion des navires, les ports, les rades sont en pos-
session presqu'exclusive de produire des effluves
propres au développement de cette maladie. C'est
surtout de l'intérieur des navires que paraissent sortir
les émanations qui constituent principalement cette infection locale. Les exemples nombreux que l'on a des
fièvres jaunes déclarées spontanément à bord des bâti-

mens, sans qu'on pût soupçonner la moindre communication suspecte, l'intensité avec laquelle elle sévit
dans certains bords, les invasions qui ont lieu presque
constamment dans les navires, tout porte à croire que
ces causes prennent naissance dans ces bâtimens.

D'autre part, on a observé que les navires qui font
beaucoup d'eau, sont ceux où il y a moins de malades, et dont la maladie présente moins de gravité.
Aux Etats-Unis, on a mis des robinets dans quelques
navires, afin d'introduire une assez grande quantité
d'eau dans la cale pour les laver à grande eau. On as-
sure que ce moyen a produit un bon effet.

· Poupée-Desportes rapporte un fait qui coïncide parfaitement avec ce que je viens de dire. Il raconte que
la fièvre jaune sévissait fortement sur les équipages d'une
escadre qui était à Saint-Domingue; que le seul vaisseau qui n'avait pas de malades faisait beaucoup d'eau,
au point, dit-il, qu'il fallait pomper presque continuellement.

Les faits que je viens de rapporter peuvent avoir
beaucoup contribué à donner l'idée que cette maladie
était contagieuse, et cette idée a dû nécessairement se
fortifier dans l'esprit de ceux qui ont remarqué que les
effluves sorties des marais, des cloaques, des égouts,
des canaux vaseux, des substances animales ou végétales en putréfaction, etc., quelle que fût leur intensité,
ne produisaient point la fièvre jaune.

Je ne chercherai pas à expliquer, soit physiquement,
soit chimiquement, ce phénomène; je me bornerai à
dire qu'il se représente constamment, et que les ef-

fluves qui sortent des marais , etc. , peuvent être re-
gardées , tout au plus , comme cause aggravante de la
fièvre jaune.

En considérant l'idiosyncrasie des sujets comme une
des conditions de la fièvre jaune , je professe une doctrine généralement adoptée aux Antilles , où l'on sait
que cette maladie épargne les acclimatés. Les émanations sorties des foyers infects , mises en action par des
causes atmosphériques , et appliquées aux organes des
nouveaux arrivés , y produisent des altérations aussi
promptes que funestes , pendant que les effets de ces
émanations sont nuls pour les personnes habituées à
les recevoir.

La disposition constitutionnelle ou idiosyncrasique
des sujets est donc indispensable au développement
de la fièvre jaune.

Cette dernière condition n'est pas aussi remarquable
dans les pays tempérés. Cependant, on a observé que
dans l'Amérique du Nord , comme en Espagne , les
individus sortis depuis peu de temps des Antilles en
étaient généralement préservés ; mais ce privilège s'affaiblit et finit par s'éteindre , lorsque ces acclimatés aux
Antilles ont passé quelque temps dans les régions tem-
pérées : il s'efface d'autant plus vîte , que l'individu est
plus jeune. J'ai vu plusieurs créoles qui avaient passé
une partie de leur jeunesse en Europe , être atteints de
la fièvre jaune à leur retour.

En admettant une disposition atmosphérique comme
une des causes essentielles au développement de cette
maladie , je m'expose , je le sens bien , à ce qu'on

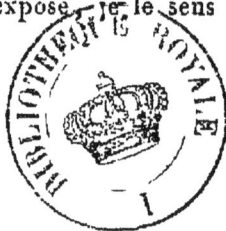

m'objecte que cette cause n'est point patente, et que c'est une supposition que je fais.

Je conviens qu'il est impossible de la démontrer autrement que par ses effets. Jusqu'à ce jour, la chimie et la physique n'ont pu nous fournir des données sur l'altération que subit l'atmosphère pour la production des épidémies; nous sommes donc réduits à l'observation des faits. D'ailleurs, démontrera-t-on davantage l'existence des miasmes contagieux auxquels les contagionistes attribuent la propagation de la fièvre jaune? L'un n'est pas plus patent que l'autre.

Il est à présumer que le plus grand nombre d'épidémies est dû à une altération quelconque de l'atmosphère dont la nature est inconnue. On les attribue souvent au froid, au chaud, aux vents, aux transitions brusques, à l'humidité, à la sécheresse, à la situation des lieux, etc., etc.

Cependant, on voit souvent toutes ces causes exister sans que les épidémies se manifestent. D'ailleurs, comment expliquer que tel organe, tel appareil est plus particulièrement affecté dans telle épidémie que dans telle autre? Nous ignorons complètement toutes les causes de ces effets.

Les contagionistes admettent un miasme, un virus qui a la propriété de donner lieu au développement de la fièvre jaune, et d'être transportable, soit par les individus, soit par leurs effets et marchandises, etc., et par là, d'être communiquée à la manière des maladies contagieuses.

Je ne pense pas que les choses se passent ainsi : il

me paraît démontré que le concours des quatre conditions que j'ai notées ci-dessus est indispensable à sa
production, et qu'une d'elles venant à manquer, la
maladie ne se développe point, et qu'elle n'est point
transportable à la manière dont les contagionistes le
disent. Je sais, et nombre de faits le prouve, que ce
tout, résultant de la réunion des causes nécessaires
au développement de la maladie, peut se trouver dans
un navire qui aurait fréquenté les parages où cette maladie règne ; qu'il peut arriver dans les ports d'Europe
avec ce germe, au point que les individus qui iraient
à bord pourraient la contracter. Ces cas ne sont pas
très-rares. Il est même possible que les individus qui
habitent près du bâtiment infecté en soient atteints,
surtout ceux qui seraient placés sous le vent du bâtiment. Mais les émanations qui s'élèvent de ces navires
s'éteignent à une courte distance, qui, cependant, doit
être relative à leur intensité. Il paraît même que les
bâtimens peuvent conserver assez long-temps cette funeste propriété. On a quelques exemples qu'elle ne
s'est montrée qu'après que le bâtiment a été déchargé ;
ce qui laisserait croire que c'est principalement de la
cale que sortent ces émanations.

Lorsque les individus qui l'ont contractée, soit à
bord, soit dans les environs, restent dans ce foyer,
ceux qui les soignent peuvent la contracter, d'autant
plus que ce foyer deviendra plus fort en raison du
nombre des malades, surtout si on n'a pas eu soin de
ventiller et d'observer la plus grande propreté. C'est la
négligence de ces moyens qui a été cause que ce foyer

s'est étendu plus ou moins , selon l'activité des émanations qu'il a fourni. On conçoit que les individus à
portée de les recevoir peuvent, dans ce cas, en éprouver la funeste influence.

Ce sont ces circonstances qui, n'ayant pas été ri-
goureusement analysées , ont principalement donné lieu
à l'idée de la contagion. Mais la preuve de la non-
contagion , c'est que ces mêmes malades , transportés
hors de ce foyer, ne la communiquent pas.

Un exemple bien récent vient de nous être fourni
par l'arrivée du navire le *Donos-Tierra*. Le docteur
Jourdain, médecin en chef de l'hôpital de Dax , vient
d'envoyer un travail à la Société royale de Médecine
de Bordeaux , relatif à la fièvre jaune qui a été importée
par ce navire, au port du Passage, en Août 1823 (1).
Malgré que ce bâtiment eût fait seize jours de quarantaine , il paraît que ce n'est ni les marchandises , ni les
individus qui ont été les porteurs de la maladie , mais
bien qu'elle a été puisée dans le bâtiment. Les premiers
individus qui en ont été atteints l'avaient tous fréquenté;
ce n'est que lorsque la cale a été ouverte, que l'infection s'est portée sur les maisons du port situées dans
le voisinage du navire. Mais la maladie s'est bornée là :

(1) Il était parti, en Juin , de la Havane ; il fut de relâche (après
trente-cinq jours de traversée) à la Corogne , où il fit dix jours de quarantaine ; ensuite à Saint-Ander , où il en fit une autre de six. Il arriva
au port du Passage le 2 Août, et ce fut le 15 qu'il y eut un premier
malade ; c'était Manuel Aly , douanier. Il mourut le 16 , après
trente heures de maladie.

Ce bâtiment avait en route perdu un homme : on avait attribué sa
mort à une indigestion causée par un fruit du pays.

malgré que tous ces malades aient été répandus', soit
sur le côté opposé de la ville où était le bâtiment; soit
dans les campagnes environnantes, aucun de ces malades n'a communiqué la maladie à personne; il n'y a
eu que ceux à portée de l'infection qui l'aient contractée; ils étaient au nombre de quatre-vingt-cinq, dont cin-
quante-trois sont réchappés. Ce nombre de morts, com-
parativement à ceux de Barcelone, est peu considérable;
car, dans cette dernière ville, lors de l'épidémie de
1821, on a calculé que la mortalité a été des trois quarts.
Cette différence provient, en grande partie, de ce qu'au
Passage, le plus grand nombre des malades a été transporté hors du foyer d'infection. Nul doute que le
mal n'eût été plus grand si on avait entassé, incarcéré
les malades, et obligé ces malheureux à rester dans
le lieu infecté, surtout si on avait laissé pourrir les cadavres dans les maisons, comme cela est arrivé à Barcelone : alors le foyer d'infection eût été plus actif; il
se serait étendu en conséquence, et aurait causé tous
les ravages qu'on a vus dans tous les lieux où on a tenu
la même conduite.

Ayant observé, pendant ma longue pratique aux Antilles, diverses épidémies de fièvre jaune, je vais, sans
entrer dans de plus longs détails, rendre compte, non-
seulement de mes observations particulières, mais encore de celles de plusieurs médecins recommandables
qui en ont fait l'objet de leurs plus sérieuses occupations.

Dans le Nouveau-Monde, il est généralement reconnu
que la fièvre jaune n'est pas contagieuse (1). Le doc-

(1) C'est positivement l'opinion de l'un des gouvernemens les plus

teur Chervin, qui a parcouru toutes les villes des Antilles, du continent d'Amérique, et tous les lieux où cette maladie a exercé ses ravages, possède cinq cent cinquante attestations données par des médecins, qui tous ont vu la maladie; ces attestations sont toutes légalisées par les autorités locales. Sur ce nombre de médecins, il y en a quarante à quarante-cinq qui sont en faveur de la contagion, encore parmi ceux-ci en est-il qui l'admettent dans certains cas et la rejettent dans d'autres.

Je n'ai pas rencontré, dans ma pratique, des cas où l'on put attribuer à la contagion le développement et la marche de cette maladie. J'ai vu, nombre de fois, des individus atteints d'autres affections, couchés dans la même chambre où étaient des malades attaqués de la fièvre jaune, qui ne la contractaient pas. J'en ai même vu couchés dans des lits d'où l'on venait d'enlever un mort, sans qu'on en eût lavé les draps, ni purifié les couvertures, et cependant ils n'ont point gagné la maladie.

Néanmoins, je ne tirerai pas une grande conséquence de ces faits, parce qu'on pourrait m'objecter, avec quelque raison, qu'il est des individus assez heureusement nés pour être préservés de cette maladie par leur propre constitution ou par l'acclimatement; car il est

___

éclairés, de celui des Etats-Unis; il l'a manifestée en envoyant à tous ses Consuls maritimes, en Europe, le Mémoire du docteur Nathaniel Potter, sur la contagion, et plus spécialement sur la fièvre jaune, où son caractère contagieux est aussi vigoureusement réfuté par les faits que par le raisonnement.

reconnu que ces circonstances en préservent. On pourrait encore ajouter qu'il existe des faits contraires, c'est-
à-dire, que des individus placés dans la même situation
ont contracté la maladie. Cela est vrai; mais que doit-
on en conclure? Si l'on veut se dépouiller de toutes
préventions, on verra que, dans le premier cas, le
nombre des épargnés se trouve trop grand pour devoir
leur préservation à leur seule idiosyncrasie, si la maladie était véritablement contagieuse; et que, dans le
second, rien ne prouve que la maladie ait été prise par
la contagion, puisque les individus atteints étaient placés
dans le foyer de l'infection.

Mais, transportons-nous à quelque distance de ces
foyers; dans des lieux salubres, à l'abri des causes
locales : observons ce qui s'y passe. Là, jamais on ne
rencontre un seul exemple de contagion : jamais le
contact le plus immédiat des choses ni des personnes
infectées ne donne la maladie; on peut impunément
soigner les malades et procéder aux autopsies cada-
vériques.

Je n'ai jamais vu un seul individu, parmi ceux qui
ont fui les foyers d'infection, contracter la maladie,
malgré la liberté des communications, quoiqu'ils tiras-
sent de la ville infectée les alimens, les linges, les
vêtemens dont ils avaient besoin, et quoiqu'ils reçus-
sent continuellement les visites de leurs amis qui y de-
meuraient. Ces réfugiés étaient hors de toute atteinte,
tant qu'ils n'allaient pas dans les lieux infectés; mais
s'ils y allaient, ils étaient plus exposés à prendre la
maladie que ceux qui ne s'étaient jamais éloignés. Ceux

de ces émigrés qui revenaient atteints de la maladie, qu'ils en mourussent ou qu'ils en réchappassent, ne la communiquaient à personne dans le lieu de l'émigration.

La maladie n'est donc transmissible par aucun moyen; elle s'éteint sur l'individu qui en a été le porteur.

Voilà ce qui se passe dans la vaste étendue des Antilles et dans l'Amérique du Nord; voilà ce que m'ont appris ma longue expérience et mes relations avec les médecins de ces diverses régions...

Le docteur Lefort, médecin en chef de l'hôpital militaire du Fort-Royal, à la Martinique, dans son Mémoire sur la non-contagion de la fièvre jaune, imprimé dans cette colonie en 1823, cite des faits analogues à ceux que je viens d'exposer.(1)

« La *Diligente*, comme l'*Egérie*, dit-il, a perdu
» en moins de deux mois son commandant, deux chi-
» rurgiens, un élève, et presque la moitié de son
» équipage. Elle a été momentanément désarmée à
» son arrivée, le 13 Décembre, et ce qui restait de
» son équipage, en santé, a été aussi renvoyé au Fort-
» Bourbon. Il est arrivé aux matelots de la *Diligente*
» ce qui était arrivé à deux de l'*Egérie* : plusieurs qui
» étaient montés avec l'apparence de la santé, sont
» tombés malades de la fièvre jaune, dans l'intervalle
» de deux à huit jours; et d'autres, envoyés en cor-
» vée pour désarmer la corvette, y ont aussi été at-

(1) Voyez ce Mémoire, page 19 et suivantes.

» teints de la fièvre jaune : ainsi, depuis le mois d'A-
» vril, jusqu'au mois de Décembre 1821, les équipa-
» ges des trois bâtimens infectés au dernier point de
» la fièvre jaune, ont été envoyés au Fort-Bourbon
» avec leurs effets de corps et de lits, sans avoir été
» soumis à aucune espèce de désinfection préalable,
» et ont habité là, successivement, et pour ainsi dire
» sans interruption pendant huit mois. Une trentaine
» de ces hommes montés en apparence de parfaite
» santé, mais réellement déjà sous l'empire de la ma-
» ladie puisée à bord, y tombent malades, et plusieurs
» en meurent. Il y a trois compagnies de soldats ca-
» sernés au Fort-Bourbon, et une de ces compagnies,
» *celle de gendarmes, est nouvellement arrivée de*
» *France. Aucune précaution n'est prise ; aucune ré-*
» *serve n'est imposée : soldats et marins vivent en-*
» *semble absolument.* Or, malgré cette intime commu-
» nication des marins et des soldats, pas un seul de
» ceux-ci n'a été atteint de la fièvre jaune. Voilà des
» faits authentiques, notoires ; ils ont pour témoins
» tout ce qui doit faire autorité partout; des hommes
» dont les lumières et la probité ne permettent pas
» même le doute. C'est sous leurs yeux que j'écris ces
» faits, et c'est sur leur témoignage que je les appuie.
» Au reste, ce que je raconte dans ce Mémoire est
» extrait, à peu près, mot à mot, de mes rapports men-
» suels à Son Excellence M. le gouverneur de la Marti-
» nique ; et ces rapports sont régulièrement transmis
» au Ministre de la marine. »

« Pour l'authenticité des faits, j'ajouterai à ce que vient

de dire M. Lefort, que son Mémoire a été approuvé et
reconnu vrai dans tout son contenu par la Société médicale d'émulation de la Martinique, dans sa séance
du 1er. Février 1823.

A la page 31 du même Mémoire, après avoir parlé
de diverses expériences tentées depuis une vingtaine
d'années par des médecins français, américains et
anglais, pour s'inoculer la fièvre jaune, dont la maladie
ne s'est développée chez aucun, il dit :

« M. Guyon, chirurgien-major du premier bataillon
» de la Martinique, âgé de vingt-neuf ans, vient, à
» l'exemple de ces médecins, de réitérer ces expérien-
» ces et ces épreuves magnanimes ; mais il a été beau-
» coup plus loin qu'aucun d'eux, et il a atteint, si
» on peut le dire, les dernières bornes de l'audace et
» du dévouement.

» Dans l'intervalle de cinq jours consécutifs, ce
» jeune médecin a, en présence de nombreux té-
» moins, essayé sur sa personne toutes les voies de
» contagion, tous les modes de contact et d'inocula-
» tion possibles, et avec tout aussi peu de succès que
» les Potter, les Fsirth, les Parker, les Cabanellas, les
» Lavallée, les Chervin, etc.

» Une demi-heure après la seconde expérience,
» c'est-à-dire, après avoir avalé une assez grande quan-
» tité de matière noire, qu'il trouva d'une excessive
» amertume, M. Guyon ressentit quelques coliques
» qui ne l'empêchèrent pas de déjeûner après chez
» M. l'ordonnateur, avec plusieurs témoins de cette
» expérience. La dernière inoculation produisit une

» légère inflammation assez douloureuse au bras , et
» l'engorgement des glandes axillaires ; mais ces acci-
» dens se dissipèrent au troisième jour , et la santé de
» M. Guyon n'en a pas été autrement affectée.

» La troisième de ces expériences a été accompa-
» gnée d'une circonstance que quelques témoins vou-
» laient faire relater au procès-verbal, et que nous ne
» croyons pas hors de propos de consigner ici : M.
» Guyon venait de recevoir la première partie du rap-
» port présenté à Son Excellence le Ministre secré-
» taire d'état au département de l'intérieur , par la
» commission médicale envoyée à Barcelone , lors-
» qu'il eut revêtu la chemise du jeune homme qui
» venait d'expirer, et se fut couché dans son lit ; il
» proposa de nous lire ce rapport si impatiemment
» attendu ici. Il le lut en effet, et n'en eut pas plutôt
» achevé la lecture qu'il s'endormit. Ceux qui connais-
» sent cette pièce si lugubre et si bien calculée pour
» émouvoir et épouvanter les imaginations, trouveront
» dans cette circonstance un motif de plus d'admiration
» pour M. Guyon » (1).

M. Lefort a reçu à l'hôpital du Fort-Royal, depuis
le 1er. Juillet 1818 jusqu'au 31 Décembre 1822 , mille
neuf cent quatre-vingt-deux malades de fièvre jaune ;
il y a eu à peu près trois cents ouvertures de cadavres ,
sans qu'il ait vu un seul exemple de contagion de cette
maladie.

---

(1) Les procès-verbaux de ces expériences seront rapportes a la fin
de ce travail.

Ces faits, si conformes à ce qu'ont écrit sur cette matière ceux qui l'ont approfondie, après l'avoir étudiée long-temps, tels que les Devèse, les Louis Valentin, les Dalmas, les Benjamin Ruch, les Potter du Mariland, les Savarézi, les Pascalis, les Salva, les Alphonse de Maria, etc., etc., se retrouvent encore dans les écrivains contagionistes.

M. Pariset, dans ses observations sur la fièvre jaune faites à Cadix en 1819, dit :

« .... Je l'avoue sans difficulté : il n'est pas
» possible de proposer, contre la réalité de la con-
» tagion, des argumens plus forts et plus décisifs que
» ne l'a fait le docteur Miller, médecin de New-Yorck,
» dans le petit écrit qu'il a publié en 1806, touchant
» l'épidémie de l'année précédente. Ces argumens sont
» tirés des faits les plus authentiques, ou plutôt ce
» sont ces faits eux-mêmes qui parlent dans son ou-
» vrage ; et ces faits établissent la non-contagion de la
» fièvre jaune d'une manière si solide, qu'ils ôtent tous
» moyens de contester. C'est surtout par ce dernier
» trait que la fièvre jaune de l'Amérique diffère de celle
» d'Europe. Aux États-Unis, en effet, dès que la saison
» favorable est arrivée, la fièvre jaune éclate dans tous
» les ports de mer, ou du moins dans la plupart de
» ceux du midi : elle ne part point, comme en Anda-
» lousie, d'un foyer unique et primitif ; elle se mani-
» feste même dans l'intérieur des terres et dans des
» lieux tellement reculés, tellement séparés du reste
» du monde, que le mal ne saurait venir d'une source
» étrangère. La fièvre jaune n'y est donc pas importée,

» pas plus qu'elle ne peut l'être dans les vaisseaux où
» elle se montre tout à coup, et dans le cours d'une
» longue navigation, ainsi que l'ont avancé des écri-
» vains respectables. Enfin, dans les hôpitaux, on ne
» la voit point, comme elle fait en Europe, passer
» d'un premier malade à un homme sain ou à un autre
» malade, gagner ainsi de lit en lit, et atteindre jus-
» qu'aux infirmiers, aux médecins, aux aumôniers, aux
» magistrats chargés de surveiller le service, etc.; sorte
» de transmission qui n'a point de bornes, et distingue
» éminemment toute maladie contagieuse. Un lit
» que vient de quitter un mort ne la donne point à
» celui qui succède ; le linge qui a servi pendant la
» maladie, ce linge trempé de la sueur, ou teint du
» sang, ou imprégné des émanations du malade, l'odeur
» de ses excrémens, celle des matières qu'il a vomies,
» rien de tout cela ne propage une fièvre si redoutable
» d'ailleurs, puisqu'en général elle tue plus du dixième
» de ceux qu'elle attaque. Or, de telles circonstances,
» constatées des milliers de fois, sont d'autant plus pé-
» remptoires contre la contagion, qu'on les observe
» dans un pays où rien n'est plus commun que de
» voir le même individu éprouver plusieurs fois la fièvre
» jaune. Aussi, M. Hyde de Neuville m'a-t-il fait
» l'honneur de m'assurer qu'aujourd'hui, le senti-
» ment des partisans de la contagion est universelle-
» ment abandonné aux Etats-Unis, et que le gou-
» vernement, mieux éclairé par les médecins, s'ap-
» plique à faire prévaloir partout le sentiment con-
» traire, si conforme aux intérêts du commerce,

» et par conséquent, à la prospérité publique » (1).

Il est impossible de rien ajouter à ce que dit ici M. Pariset. Néanmoins, il prétend qu'elle a un caractère contagieux en Espagne. Cependant, dans l'histoire de la fièvre jaune qui a régné en Espagne en 1821, il reconnaît l'identité parfaite de celle du Nouveau-Monde avec celle de la Péninsule. A la page 4 de cet ouvrage, après avoir exposé les symptômes de la maladie, on y lit :

« Tel fut l'appareil des symptômes qui nous servi-
» rent à caractériser la maladie, et à reconnaître en elle
» la fièvre jaune *que l'on voit dans les Antilles,* dans
» les Etats Unis de l'Amérique , et qui, depuis 1800,
» s'est si souvent montrée à Cadix , à Séville, à Xérès,
» à Malaga , et dans d'autres villes du sud et de l'orient
» de l'Espagne. »

Dans le même ouvrage, page 130, on lit encore ce qui suit :

« La fièvre jaune qui, en 1821, a désolé Barcelone,
» Tortose, Méquinenza, Asco, Malaga, Palma, Cadix,
» le Port-Sainte-Marie, etc., est la même que la fièvre
» jaune des Antilles, la même que l'on a vue tant de
» fois , depuis vingt années, dans plusieurs villes du
» sud et de l'est de l'Espagne.

» En faveur de ces identités , nous avons non-seule-
» 'ment notre propre expérience, mais encore les té-
» moignages les moins récusables : celui de M. Ignace

(1) Observations sur la fièvre jaune , faites à Cadix , en 1819, par M. Pariset , pages 119 et 120.

» Carbo ; celui de M. le docteur Gonzales , de Cadix ,
» homme qui a vu la fièvre jaune dans tous les lieux
» de la terre où elle se montre ; celui de M. le docteur
» Mendoza, de Malaga , etc., etc. »

M. Bally rapporte dans son ouvrage sur le typhus
d'Amérique , imprimé en 1814 , un fait qui prouve que
la fièvre jaune à Saint-Domingue ne pénètre point dans
les lieux où il n'y a pas les conditions nécessaires à son
développement. Il dit , dans l'ouvrage précité , à la
page 335 :

« C'était une fatalité pour nos soldats de descendre
» dans la ville du Cap, du plateau de Plaisance où ils
» campaient, et surtout d'y passer la nuit, parce qu'ils
» en repartaient avec le germe du typhus. Les déta-
» chemens placés sur la petite île de la Tortue parurent
» invulnérables tant qu'ils ne s'approchèrent pas du
» rivage ; mais une fois rentrés au Cap , ou dirigés sur
» d'autres points maritimes , ils partagèrent prompte-
» ment la fâcheuse destinée de ceux qu'ils relevaient
» dans les positions militaires. Les habitans du milieu
» de l'île avaient également des risques à courir dans
» les mêmes circonstances , s'ils n'étaient pas d'anciens
» colons. C'est ainsi que M. Alonzo Lopez , fixé depuis
» trois ans à Saint-Yago , au centre de la partie espa-
» gnole de Saint Domingue , mourut au Cap le 4 Jan-
» vier 1803 , après y avoir débarqué le 28 Décem-
» bre. »

Le docteur Pugnet , dont l'opinion est en faveur de
la contagion , rapporte un fait qui ne s'accorde pas
avec cette opinion. On lit dans son Mémoire sur les

fièvres de mauvais caractère du Levant et des Antilles,
ce qui suit :

« La fièvre jaune ne règne cependant point même
» durant la saison automnale dans les lieux qui ne sont
» pas soumis aux mêmes causes d'insalubrité, c'est-à-
» dire, où la chaleur humide ne trouve aucune subs-
» tance putrescible qu'elle puisse dissoudre et ré-
» pandre dans l'atmosphère environnante. Je n'ai vu
» aucun des Français arrivés avec nous la contracter
» dans le gros Islet, situé vis-à-vis le bourg du même
» nom. Cet Islet, ainsi appelé, parce qu'il est un peu
» plus étendu, un peu plus élevé que les autres, offrait
» un asile assuré contre elle. Chaque mois on renou-
» velait la portion des troupes qui faisait le service
» militaire ; chaque mois, cette portion de troupes re-
» venait saine et intacte. Nous n'avons pas fait seuls
» cette observation, elle nous avait été transmise par
» les habitans de Sainte-Lucie comme un fait annuel-
» lement constaté » (1).

Il est bon de faire observer que le plateau de Plaisance, ainsi que l'île de la Tortue, à Saint-Domingue,
n'ont jamais cessé leur communication avec la ville
du Cáp, où la fièvre jaune exerçait de si forts ravages :
la même observation est applicable au gros Islet de
Sainte-Lucie. Or, comment se fait-il qu'une maladie
aussi éminemment contagieuse qu'ils le prétendent,
n'ait jamais été apportée dans ces lieux ?

(1) Voyez les Mémoires de Pugnet, sur les fièvres de mauvais caractère du Levant et des Antilles, pag. 342.

. L'explication est toute simple et naturelle. Dans ces endroits il n'existe point de causes d'infection locale. Si c'était un virus capable d'être porté par les individus, les effets, les marchandises, etc., nul doute que ces endroits n'eussent partagé le sort des villes voisines.

Il est à la connaissance de tous ceux qui ont fréquenté les villes des Etats-Unis et de la Côte-Ferme, telles que New-York, Baltimore, Philadelphie, Charlestown, Norfolk, la Nouvelle-Orléans, Porto-Cabello, la Vera-Crux, etc., etc., que dans toutes ces villes, dès que la fièvre jaune s'y manifeste, la population s'émigre : c'est par ce moyen qu'on s'en préserve, quoique ce soit à une courte distance, et que les communications restent libres.

A l'appui de tout ce que je viens de dire et de rapporter, concernant la non-contagion de la fièvre jaune, j'ajouterai les considérations suivantes.

Depuis la découverte du Nouveau-Monde, un grand nombre d'épidémies de fièvre jaune ont sévi sur les hommes de toutes les nations qui ont abordé ces régions. Pendant des siècles, une quantité incalculable de navires sont partis de ces lieux infectés pour tous les ports de l'Europe, sans y communiquer la maladie, malgré l'insuffisance ou la nullité des mesures sanitaires qui y ont été prises. On sait que les quarantaines ne sont établies que depuis peu de temps ; qu'elles ne présentent presqu'aucune garantie, parce qu'elles sont inexactes partout, excepté dans le port de Marseille, où toutes les précautions sont prises pour leur rigoureuse exécution. J'ajouterai même que les quarantaines,

3

comme elles ont été exécutées dans les autres ports ,
seraient plus propres à propager la maladie , si elle était
communicable , qu'à l'arrêter. En effet , on ne prati-
quait aucun moyen de désiufection dans les navires , on
n'y établissait aucune ventillation ; au contraire , on tenait toutes les ouvertures fermées , de manière que l'air
ne pouvait pénétrer ; la plus grande malpropreté y régnait ; et c'est ainsi que toutes les causes locales d'insalubrité y étaient entretenues au plus haut degré.

D'ailleurs , qui pourrait croire que quinze , vingt ,
trente, ou même quarante jours d'une quarantaine aussi
mal observée, puissent suffire pour détruire ou annuler,
parmi tant de causes d'infection, un virus contagieux qu'on
dit transportable de si loin , et dont l'énergie , disent-ils ,
augmente par le temps et son transport en Europe ?

Au milieu d'une si grande incurie , extrêmement
favorable à la propagation d'un virus contagieux , a-t-on
vu la maladie se développer dans les ports de France ,
d'Angleterre , d'Italie , etc. ?

Depuis des siècles, on reçoit dans les divers ports
d'Angleterre , nombre de navires partis de tous les
lieux où la fièvre jaune exerce ses ravages ; sans exa-
gération , on peut dire qu'il ne se passe guère de jours
où il n'en arrive. Leurs paquebots se rendent deux fois
par mois dans le port le plus sud de ce pays (Falmouth).
Ces paquebots touchent dans presque toutes les Antilles , en tout temps et en toutes saisons. Jamais ils
n'ont été soumis à aucune quarantaine. Malgré cela ,
ils n'ont jamais communiqué la maladie. Tous les autres
ports d'Europe ont reçu des navires infectés de la fièvre

jaune , sans que d'autres individus , que ceux qui les fréquentaient, l'aient contractée.

J. Lind, dans ses Mémoires sur les fièvres des pays chauds, rapporte qu'il a traité, à l'hôpital d'Haslar, des malades attaqués de la fièvre jaune ; qu'on y a fait des ouvertures de cadavres : cependant, on ne voit pas que la maladie s'y soit communiquée. A Brest, on a vu un navire infecté donner la maladie à trois employés qui avaient séjourné dans le bord ; ils ont été transportés et traités dans leurs familles : deux succombèrent; leurs cadavres furent ouverts. Ni les médecins, ni les chirurgiens qui assistèrent à ces autopsies, ni les personnes qui donnèrent des soins aux malades, ne contractèrent la maladie. Ce fait est rapporté dans l'ouvrage de M. Caillot, sur la fièvre jaune (page 195), pour prouver la contagion. Ce n'est pas le seul fait de cette espèce, quoiqu'assurément peu favorables au système des contagionistes, qui se trouve rapporté dans les ouvrages des partisans de cette opinion : on y trouve plus d'une citation de ce genre plus propre à la combattre qu'à la soutenir.

A Marseille, elle a été diverses fois observée sur des malades traités au lazaret. Plusieurs en sont morts. On a ouvert leurs cadavres, sans que la maladie se soit communiquée. (1)

Les partisans de la contagion attribuent ce défaut de communication aux sages précautions qu'on a pri-

_____

(1) Voyez le compte rendu des travaux de la Societé royale de médecine de Marseille , année 1819 , page 85 et suivantes.

ses dans cette ville ; mais ces précautions ne pouvaient
s'étendre absolument sur les personnes qui avaient
soigné les malades, et qui avaient fait les autopsies.
L'explication de ce phénomène sera facile, lorsqu'on
fera attention que tous les individus attaqués de fièvre
jaune, dans les divers ports que nous venons de citer,
ont été transportés des navires infectés où ils l'avaient
contractée dans un autre lieu où cette infection n'existait pas. Si au contraire ont les eût laissés à bord des
bâtimens, les personnes chaigées de les soigner auraient couru de grands risques. Ce sont ces faits ou
d'autres analogues, qui, pour n'avoir pas été soumis à
une analyse rigoureuse, ont favorisé l'opinion de la
contagion.

Si ce virus était transportable par les hardes, la plupart des familles des marins seraient grandement com-
promises. Il arrive très-souvent que les dépouilles de
cette classe d'hommes sont envoyées aux parens,
sans avoir été lavées, ni assainies en aucune manière, et
je n'ai jamais vu qu'il en soit résulté des inconvéniens.

L'opinion de la contagion de la fièvre jaune a dû
naître naturellement dans l'esprit de ceux qui ont vu
constamment la maladie commencer par les nouveaux
arrivés, surtout par les marins. Cette circonstance, qui
ne manque presque jamais de se reproduire lors de
l'invasion de chaque épidémie, est pourtant loin de
pouvoir servir d'autorité à cette opinion ; car, il faut
que la maladie commence aux Antilles par les arrivans,
puisque les acclimatés ne la prennent jamais : mais les
arrivans eux-mêmes ne la prennent point, s'il n'existe

autóur d'eux des dispositions locales et atmosphériques
propres à son développement, et s'ils ne sont prédis-
posés à les recevoir. Voilà pourquoi on la voit se dé-
clarer chez ceux dont les dispositions individuelles sont
les plus actives, tels que les marins nouvellement
arrivés. La preuve de ce que j'avance se tire de ce
que ces mêmes individus ne la contractent point, s'ils
débarquent hors des lieux où elle règne, ou s'ils habitent les campagnes. Certes, s'ils avaient apporté le
germe avec eux, il se développerait partout où ils
iraient, et c'est ce qu'on ne voit jamais. Ils n'ont donc
apporté avec eux que la prédisposition à contracter la
maladie.

Mais, dira-t-on, à bord du bâtiment où se trouvaient les individus les premiers atteints de la fièvre
jaune, il y en avait d'autres qui, avec les mêmes pré-
dispositions, se sont trouvés épargnés. N'en doit-on
pas conclure qu'elle a été apportée par ceux qui l'ont
eue les premiers ? La conséquence n'est pas exacte ;
car, il faut bien que la maladie commence par quelqu'un, et ce sera celui sur qui les causes locales et
atmosphériques auront produit une plus forte impression.

Mais, voyons si des faits positifs viennent à l'appui
de cette théorie, que, malgré toutes les recherches
possibles, aucun fait négatif bien constaté n'a pu encore
ébranler.

On voit des marins être pris de la fièvre jaune en
mer, quoique les navires qu'ils montent soient partis
des ports où la maladie n'existait pas, sans qu'ils aient

touché à aucune terre, ni communiqué à aucun bâtiment. Ces cas se sont souvent présentés à mon observation, et plusieurs médecins en ont rapporté de semblables. Le docteur Béguerie en cite un exemple dans
l'épidémie de fièvre jaune qui se déclara en mer sur la
flottille partie de Tarente pour Saint-Domingue en 1802.
(Voyez son Mémoire présenté à la Faculté de médecine
de Montpellier, en 1806.)

La même particularité a été observée sur le navire,
la Colombia, parti de la Providence à une époque où
la maladie n'existait pas. Elle se déclara en mer : à
son arrivée à Marseille, elle avait à son bord plusieurs
malades atteints de la fièvre jaune, qui furent débarqués
au lazaret, où ils furent soignés. Dans ce cas, comme
dans celui que nous avons cité ci-devant, ni les médecins, ni les chirurgiens, ni les infirmiers, ne gagnèrent
la maladie.

La fureur avec laquelle la fièvre jaune a sévi, à diverses époques, dans la Péninsule espagnole, et principalement dans l'année 1821, a accrédité en Europe
l'opinion de la contagion. Y serait-elle, en effet, contagieuse? N'ayant jamais été à même de l'étudier sur
les lieux, je ne me permettrais pas de prononcer affir-
mativement sur cette question. Cependant, le premier
point de la difficulté consiste à savoir si la maladie
qu'on observe en Espagne est la même que celle qu'on
voit régner aux Antilles et dans l'Amérique du Nord.
Or, comme toutes les descriptions données de l'une
et de l'autre, soit par les médecins nationaux, soit par
les médecins étrangers qui ont été l'étudier dans les

climats respectifs, montrent une grande concordance
dans les symptômes pathognomoniques de l'une et de
l'autre, et que leur identité n'est pas contestée, j'admets que celle d'Espagne est la même que celle du
Nouveau-Monde, et je raisonne dans cette hypothèse.

Si j'ai démontré plus haut, par des faits irrécusables,
que la fièvre jaune des deux Amériques n'était jamais
contagieuse, et que chacune de ses épidémies tirait
son origine des causes locales et des conditions atmosphériques indispensables à son développement, j'ai
par cela même beaucoup avancé la solution du problême par rapport à la non-contagion de celle d'Espagne. Pour lever cette difficulté, quelques contagionistes ont dit : Une maladie quelconque, non-conta-
gieuse à son origine, peut par suite prendre ce caractère. Nous ne contestons pas que la fièvre jaune ne
soit pas contagieuse dans les régions tropicales ; mais
nous soutenons qu'elle l'est fort en Espagne.

Je demanderai alors aux fauteurs de ce système,
comment ils entendent les quarantaines, et ce qu'ils
en espèrent en adoptant le système que la fièvre jaune
est contagieuse, et que son virus peut se conserver,
et même acquérir plus de force et d'activité dans des
traversées de plusieurs mois. Je leur demanderai comment il se fait que depuis si long-temps sa communication n'ait eu lieu que dans la Péninsule, où l'on n'a
jamais pu parvenir à s'en garantir, pendant qu'elle n'a
jamais éclaté dans les autres ports de l'Europe, où
pendant très-long-temps on n'a pris aucune mesure
sanitaire pour s'en préserver, et où celles qu'on a prises

jusques à présent ont été insuffisantes. Je leur demanderai, enfin, comment il peut se faire que la maladie
ne se soit pas répandue ailleurs qu'en Espagne, quoiqu'il soit arrivé dans divers ports des navires portant
des malades atteints de fièvre jaune, ainsi qu'on l'a vu
à Marseille, à Brest, dans des ports d'Angleterre, à
Livourne, etc., etc.

En cherchant à me rendre compte de ces divers
phénomènes, je n'ai pu me défendre de la pensée qu'il
existait en Espagne des circonstances propres à développer la maladie; circonstances de la nature de celles
qui se retrouvent en mer à certaines hauteurs et dans
certains cas; circonstances enfin que j'ai fait connaître
plus haut avec quelques détails sous le rapport de leur
influence indispensable à la production des épidémies
de la fièvre jaune dans le Nouveau-Monde.

Les médecins contagionistes prétendent que la fièvre
jaune ne s'est jamais montrée en Espagne que lorsqu'elle y a été importée par des navires sortis des
lieux où elle régnait. A la vérité, il est arrivé quelquefois qu'elle a commencé par attaquer les marins qui
avaient fréquenté les Antilles : c'est sans doute cette
circonstance qui a donné la première idée que sa propagation était due à la contagion. Mais j'ai déjà fait
observer que partout où la fièvre jaune exerce ses ravages, elle débute par attaquer les marins; conséquemment, il n'est pas surprenant qu'elle commence
par ceux venus depuis peu du Nouveau-Monde : car,
si la maladie se propageait par cette voie, on la verrait
se répandre dans la plupart des ports de l'Europe, où

abordent également des navires qui, non-seulement
ont perdu des malades dans leurs traversées, mais qui
en ont encore à leur arrivée.

Ces faits, qui sont de toute publicité et à la connaissance de tous les médecins observateurs, prouvent, d'une
manière incontestable, ce que nous avons déjà dit, que
le climat de la Péninsule recèle en lui-même tous les
élémens de la fièvre jaune ; d'autant que plusieurs épidémies de cette maladie se sont montrées dans ce
pays, sans qu'on ait pu leur assigner aucune origine
exotique. Je prendrai pour exemple celle qui a eu
lieu à Cadix en 1819. Une felouque sortant de Tarifa,
chargée d'oranges ; le *San-Julian*, venant de l'Inde, et
l'*Asia*, venant de la Havane, ont été accusés tour-à-
tour, d'avoir introduit la maladie. Après avoir discuté
ces diverses accusations, d'après les témoignages pris
sur les lieux, M. le docteur Pariset s'exprime ainsi :
« De ce qui vient d'être dit, il résulte que la fièvre
» jaune de 1819, en la supposant introduite en Espa-
» gne, ne l'a point été par le vaisseau l'*Asia*, ainsi
» que le démontre la seule comparaison des dates :
» mais l'a-t-elle été par la barque dont me parlait M.
» Cabanellas ? ou l'a-t-elle été par le *San-Julian ?* con-
» séquemment, vient-elle de l'Amérique ou des Indes-
» Orientales ? Problême difficile à résoudre : d'abord,
» parce que rien n'est moins prouvé que l'existence d'une
» barque américaine à Tarifa, et que ses communications
» illicites avec un patron de San-Fernando ; parce qu'en
» admettant la réalité de tout cela, comment cette
» barque eût-elle livré du coton à ce patron de barque

» espagnole, sans en livrer à quelque contrebandier
» de Tarifa, et sans infecter ce dernier port, à moins
» de supposer, contre toute vraisemblance, que ce
» peu de coton fut tout le chargement de l'américain,
» ou que les miasmes dont il était pénétré ne fussent
» contagieux et transmissibles qu'à San-Fernando
» sans l'être à Tarifa? Il est donc très-probable que
» ne venant point de l'Amérique par l'*Asia*, la fièvre
» jaune n'en vient pas non plus par la barque de
» Tarifa. Viendrait-elle finalement de Calcuta par le
» *San-Julian?* Autre difficulté : plus heureux que l'*Asia*,
» ce vaisseau dans sa traversée n'avait eu ni malades
» ni morts..... Il est donc possible qu'elle (la fièvre
» jaune) se soit développée spontanément en Anda-
» lousie sans germe et sans contagion préliminaire ; car,
» enfin, la première fois qu'elle s'est montrée, où que
» ce soit dans le monde, elle y est nécessairement
» née d'elle même, ainsi qu'elle naît à Curaçao, à la
» Jamaïque, etc. (1) »

D'après ce que nous venons de citer de M. Pariset,
rien n'est moins prouvé que la fièvre jaune qui a régné
en Andalousie, en 1819, ait été importée ; tout porte
à croire au contraire qu'elle y est née de la même
manière qu'elle naît dans les divers ports du Nouveau-
Monde. On est fortifié dans cette idée, lorsqu'à la suite
des discussions de M. Pariset, sur les diverses époques
où la fièvre jaune a paru en Espagne, depuis deux
siècles, sur les divers témoignages des médecins, sur

(1) Page 58 des Observations sur la fièvre jaune qui a régné à Cadix
en 1819, par M. Pariset.

les bruits populaires, pour prouver que cette maladie a été apportée des divers ports du Nouveau-Monde, il
finit par dire, page 125 : « Il faut l'avouer, de tels rappro-
» chemens sur l'importation de la fièvre jaune d'Améri-
» que en Europe manquent toujours d'une certaine au-
» thenticité ; faute de vérification suffisante, ils ne sau-
» raient donner à l'importation, dont il s'agit, ce degré
» d'évidence qui subjugue l'esprit, et tranche toute
» objection. »

Cette opinion est aussi celle de treize médecins, dont
dix espagnols, un anglais, et deux français, qui se réunirent en comité pour faire des recherches sur l'origine et la nature de la fièvre jaune qui a régné à Barcelone en 1821, et qui en firent le rapport au gouvernement espagnol le 21 Février 1822 (1).

- D'autre part, on a vu que la fièvre jaune a été
importée en Espagne sans qu'elle s'y soit communiquée.
M. Pariset en cite un exemple remarquable dans ses
observations sur celle qui a eu lieu à Cadix en 1819.
On y lit, page 79 :

« En 1802, dit M. Pariset, l'amiral Gravina fit dé-
» barquer à Cadix cinq cents malades de la fièvre
» jaune, qui furent portés à l'hôpital de Saint-Jean de
» Dieu ; ils y furent traités, et ne transmirent leur
» maladie à personne. Des hommes atteints de cette
» fièvre quittent Séville pour se rendre à Alcala, à
» Exija, à Caramona, à Cordoue ; ils y achèvent leur
» maladie : ils se sauvent, ou meurent sans nuire à qui
» que ce soit. »

, (1) Cet ouvrage fut imprimé à Barcelone, chez Joseph-Tornère,
en 1822.

·Plus loin ,· page 86 du même ouvrage , l'auteur parle
d'une famille de réfugiés, composée du·père et de deux
filles , qui entrèrent le soir dans Carthagène où existait l'épidémie : ils y couchèrent sans communiquer
avec personne , et furent pris dès le lendemain matin
de la maladie , dont ils moururent tous dans l'espace
de cinq jours. « Dans cet exemple , dit M. Pariset , on
» le voit nettement, la fièvre jaune ne fut l'effet d'au-
» cun contact. »

· Les premiers faits , cités à la page 79, prouvent que
la disposition atmosphérique dont j'ai parlé est absolument nécessaire pour la production de la fièvre jaune.
Certes, les cinq cents malades débarqués et reçus dans
l'hôpital Saint-Jean de Dieu , auraient pu y former un
foyer d'infection ; cependant, la maladie ne se com-
muniqua à personne , parce qu'à cette époque la disposition atmosphérique n'existait pas. Le , deuxième
fait, rapporté page 86, est une preuve en faveur de
l'infection locale. La famille dont il est question prit
la maladie dans Carthagène ; et l'on se rappelle que
la fièvre jaune existait alors dans cette ville. Or, j'ai
déjà dit que lorsqu'elle règne, soit à bord d'un bâtiment, soit dans une ville , tous ceux qui sont à portée
de l'infection peuvent la contracter sans fréquenter
les malades ; et on en a la preuve dans ce qui est arrivé
lors des émigrations de Tortose, Asco, Palma, etc., etc.
Dans toutes ces villes, on a vu que les individus qui
en étaient sortis en très-grand nombre, n'ont pas propagé la maladie dans les campagnes ; que c'est au contraire par l'émigration qu'on est parvenu à faire cesser

ces ravages. Voici, à ce sujet, ce qu'on lit dans l'Histoire de la fièvre jaune de Barcelone, en 1821.

MM. les Commissaires français, après avoir exposé une partie des ravages que la fièvre jaune fit dans cette ville, disent : « Une fois déchaînée dans cette ville
» malheureuse, la fièvre porta des coups si prompts,
» si imprévus, si multipliés, si sensibles, que l'effroi
» devint général. Le 12 Septembre, les autorités su-
» périeures quittèrent ce lieu de désolation pour se
» retirer à Esparraguera. Cet exemple fut suivi par
» une grande partie de la population. Tous ceux qui
» possédaient quelqu'asile au dehors, des propriétaires,
» des négocians, des manufacturiers, des riches mar-
» chands, quelques chefs de communauté religieuse,
» beaucoup d'artisans, tous ceux qui purent se ména-
» ger les moyens de vivre à la campagne, dans une
» auberge, dans une pension, dans un méchant ca-
» baret, sortirent de Barcelone pour se répandre dans
» les villages et les petites villes des environs, depuis
» une jusqu'à sept à huit lieues de distance. L'émigra-
» tion fut si considérable, qu'en comptant ceux qui
» s'étaient retirés et ceux qu'on avait transporté de
» bonne heure dans les belles solitudes des monastères
» voisins de Barcelone, le nombre des uns et des au-
» tres s'élevait, nous disait-on à notre arrivée, à plus
» de quatre-vingt mille : ce qui excédait la moitié de
» la population totale. (1) »

(1) Voyez à la page 25 de l'Histoire médicale de la fièvre jaune observée en Espagne, et particulièrement en Catalogne, dans l'année 1821.

On voit, par cet extrait, que l'émigration de Barcelone fut très-considérable, et à une époque où la maladie exerçait toute sa fureur. Cependant, ces Messieurs
ne nous disent pas que cette énorme émigration ait été funeste aux campagnes. Dans ce nombre d'émigrés, n'en
doutons pas, il y en avait qui étaient sortis avec le
germe de la maladie. C'est ce que plusieurs médecins
ont assuré, notamment les treize qui se réunirent en
comité pour faire des recherches sur l'origine et la
nature de la fièvre jaune qui a régné en Espagne en
1821. Certes, si on veut une preuve de non-contagion
et des avantages de l'émigration, on ne peut mieux
la choisir. Nous allons voir que les mêmes choses se sont
passées à Tortose et à Asco.

« La terreur, disent-ils, est universelle ! l'amour de
» la vie étouffe tous les autres sentimens. Une masse
», de population se précipite hors de ses foyers deve-
» nus si funestes ; elle fuit dans les champs, partout.
» Au bout d'un mois, Tortose ne contenait plus que
» la troisième partie de ses habitans ; et de cette troi-
» sième partie, composée de cinq mille personnes,
» quatre mille cinq cents on disparu pour jamais (1). »
En parlant d'Asco, ils continuent ainsi :
« On avait heureusement à Asco l'expérience de
» Tortose et de Barcelone. Sur-le-champ, la majeure
» partie de la population prend la fuite, *et le mal s'ar-*
» *rête ;* mais il avait eu le temps de dépeupler des
» maisons toutes entières. Une de ces maisons était

(1) Pag. 55 du même ouvrage.

» restée fermée ; des voleurs , au nombre de quatre , y
» pénètrent la nuit par une fenêtre. Le jour suivant,
» ces voleurs avaient la fièvre jaune. Ils ont péri ; mais
» ils avaient propagé la maladie pour la seconde fois.

» Ce second fait, non moins important que le pre-
» mier, est contenu dans une lettre que nous écrivait
» M. Ignace Carbo , membre de la Junte supérieure
» de santé de Catalogne. M. Carbo a long-temps
» exercé la médecine dans les colonies espagnoles ; il
» y était à la tête d'un hôpital ; il a une grande con-
» naissance pratique de la fièvre jaune ; il l'a reconnut
» dans les premiers malades de Barcelonette, et en
» prédit les sinistres effets. Cependant , selon lui,
» cette fièvre n'est point contagieuse à la Vera-Crux ;
» mais, ajoute-t-il, elle l'est en Europe. C'est un point
» dont il n'est plus permis de douter. Aussi, ajoute-t-il
» encore, lorsque j'appris que la commission fran-
» çaise était entrée à Barcelone, je pronostiquai la perte
» de quelques-uns de ses membres. Or, M. Carbo
» était commissaire à Asco , lors de la seconde appa-
» rition de la fièvre jaune. A l'instant même, nous
» écrit-il, je fis sortir toute la population : je fis tuer
» les chiens, je fis ouvrir les portes et les fenêtres ;
» elles restèrent ouvertes six jours consécutifs : après
» quoi commencèrent les fumigations. Un fol em-
» pressement avait fait placer les barraques sur les
» bords de l'Èbre ; je les fis enlever et porter sur une
» hauteur. Dès ce moment, personne ne mourut (1). »

(1) Voyez page 61 de l'ouvrage précité.

Veut-on de nouvelles preuves, nous citerons encore l'émigration qui eut lieu à Palma, et qui produisit les mêmes effets : « En peu de jours, disent MM. les Com-
» missaires, page 69 du même ouvrage, la contagion
» devint générale, la terreur et le désespoir universels.
» Le 15 de Septembre, les autorités civiles et mili-
» taires firent leur retraite à Valdemosa, village situé
» à trois lieues au nord de Palma. Les citadins, à leur
» exemple, se précipitèrent avec effroi hors de leurs
» murailles, pour se répandre dans les campagnes.
» L'émigration fut si considérable, que de trente-deux
» mille habitans, il n'en resta que douze mille. On
» ferma, comme à Barcelone, tous les lieux d'assem-
» blée : églises, couvens, écoles, cafés, etc. Toute
» la garnison de l'île fut réunie pour former, autour
» de la capitale, un cordon formidable. Malgré le pe-
» tit nombre de médecins et de chirurgiens que le
» mal avait épargnés, un service de santé bien entendu
» fut organisé dans toutes ses parties : mais quelque
» sage qu'il fut, et quelque dévouement qu'on y mit,
» on gagnait peu. La maladie sévissait de préférence
» sur la classe ouvrière et pauvre ; et cette classe igno-
» rante et déréglée enfreignait toute discipline, et
» perpétuait le mal par la continuité des communica-
» tions. Il fallut trouver des fonds, assurer des subsis-
» tances, et construire des barraques en rase campa-
» gne. Deux campemens furent ainsi dressés au pied
» du Mont-Belver, à une demi-lieue de Palma. On y
» appela tous les indigens valides. Tous ceux qui pé-
» rissaient de faim, faute de travail, avaient encore

» assez de force pour se traîner jusque-là. Ils obéi-
» rent. Un air pur et libre les mit désormais à l'abri
» de la contagion; tandis que, pénétrant par degrés dans
» l'intérieur de la ville presque déserte, cet air, ra-
» fraîchi par la saison, rallentit d'abord l'épidémie, et
» finit par l'éteindre. »

On voit, par les quatre exemples que je viens de citer, que partout où la population a émigré, partout
où elle s'est éloignée du foyer de l'infection, la maladie a cessé.

Je le demande aux lecteurs de bonne foi et sans
passion, pour prouver l'opinion que je professe sur
la non-contagion de la fièvre jaune, puis-je présenter
des faits plus favorables?

De bonne foi, peut-on considérer, comme preuves
de contagion, les deux exemples mis en avant dans la
lettre de M. le médecin Carbo à MM. les Commissaires français? Le premier de ces exemples prouve-
t-il autre chose, sinon que les quatre voleurs sont venus contracter la maladie dont ils ont été les victimes,
dans le foyer d'infection concentré dans une maison
déjà infectée et abandonnée pour cette raison. Le
second exemple, celui de la mort de l'infortuné Mazet,
prouve-t-il autre chose, sinon que ce jeune médecin,
digne assurément d'un meilleur sort, en se rendant au
centre du foyer de l'infection, a pu, sans qu'on s'en
étonnât, y périr victime de cette infection? Les autres
médecins français pouvaient tous avoir le même sort
sans qu'on eut lieu d'en être étonné. Et dans ce cas,
aurait-on pu tirer d'un aussi fâcheux événement au-

cune preuve en faveur de la contagion ? Non, sans doute, parce qu'ils étaient venus, ainsi que les quatre premiers individus de l'exemple précédent, prendre le germe de la maladie au milieu d'un grand foyer d'infection.

En rapprochant de ceux-ci les exemples cités par MM. les Commissaires, des nombreuses populations de Barcelone, de Tortose, de Palma, d'Asco, émigrées dans les campagnes et les villages environnans, et dans lesquelles la maladie n'a point été communiquée, il en résultera incontestablement qu'il y a eu de la part du docteur Carbo une méprise évidente, et qu'il a attribué à la contagion ce qui n'était que le résultat de l'infection locale.

Voici encore un fait qui vient à l'appui de tout ce que je viens de dire ; il se trouve dans l'Histoire de la fièvre jaune de 1821, aux pages 132 et 485 : MM. les Commissaires avouent que le convoi parti de la Havane, pour l'Espagne, était composé de 54 bâtimens qui ont été admis dans plusieurs ports de ce royaume ; et dans neuf de ces ports, où plusieurs de ces navires ont mouillé, la fièvre jaune ne s'est pas manifestée. Cependant, ces Messieurs conviennent que tous les navires, ou presque tous, avaient des malades ; donc les conditions nécessaires pour sa propagation n'existaient point dans ces lieux.

Un foyer d'infection est nécessaire pour que la maladie étende ses ravages ; car, quand il n'en existe pas, elle se borne aux individus qui en sont primitivement atteints ; et lors même qu'il y a un foyer d'infection, on parvient à diminuer le nombre des malades et la gravité de la maladie, en assainissant les lieux, en favorisant l'émigration, et en dissipant la terreur que l'idée de la contagion inspire. En 1804, une épidémie qui avait beaucoup d'analogie avec celle d'Espagne, se montra à Livourne ; elle y fit très-peu de ravages, parce que dans le principe on ne répandit pas la terreur, qu'on employa les moyens d'assainissement convenables, et qu'on favorisa l'émigration (1).

Le docteur Broussonet, professeur à l'école de médecine de Montpellier, m'a raconté que lorsqu'il fut envoyé en Espagne, par ordre du gouvernement, pour prendre connaissance de la maladie qui ravageait Cadix, il apprit qu'elle s'était montrée à Malaga, et que ce fut aux soins et à la conduite du capitaine général, commandant de la place, qu'on dut le peu de ravage que la fièvre jaune fit. Pénétré de l'idée que la peur était une des causes les plus meurtrières des épidémies, le commandant réunit tous les médecins et tous les chirurgiens de la ville, et après leur avoir démontré la nécessité de cacher au public l'existence de la fièvre jaune, il leur fit signer une déclaration par laquelle ils reconnaissaient que la maladie de Malaga ne ressemblait pas à celle de Cadix, et n'avait rien de contagieux. Il envoya cette pièce à Madrid, et obtint du gouvernement la permission de ne pas établir de cordon. Lui-même, prêchant l'exemple, se transportait partout où il y avait des malades, et principalement dans les

(1) Voyez Thomassini, dans ses recherches sur la fièvre jaune, traduites de l'italien, imprimées à Paris, en 1812, pages 41 et 378.

hôpitaux; il les consolait, les rassurait, en leur disant qu'il n'y avait aucun rapport entre leur maladie et celle qui avait fait tant de mal à Cadix : en même temps, il donna tous les ordres nécessaires pour l'assainissement de la ville. Cette conduite eut tout le succès désiré. Le nombre des malades ne fut pas grand, la maladie beaucoup moins meurtrière, et l'épidémie cessa beaucoup plus vite.

· Voilà quels furent les heureux résultats de la sécurité inspirée par la sagesse et la prévoyance du commandant de cette ville. Opposons maintenant à ceci les suites épouvantables de la terreur attachée à l'idée de la contagion de cette maladie, et choisissons-en le tableau dans l'Histoire médicale de la fièvre jaune, page 55.

« Lorsque, le 5 de Septembre, la Junte supé-
» rieure de Catalogne envoya dans cette malheu-
» reuse ville (Tortose) deux des médecins les plus cé-
» lèbres, les plus dignes de la confiance, MM. Merli
» et Nadal, pour la visiter, voici le spectacle qu'ils
» eurent sous les yeux. Nous empruntons leurs propres
» paroles : On ne saurait méconnaître la maladie qui
» ravage Tortose. Cette maladie est la fièvre jaune,
» telle que l'ont décrite, le 25 Août dernier, et l'Aca-
» démie de médecine, et la Junte supérieure. Depuis
» le 12 Août jusqu'à ce jour, on ne peut savoir quel
» a été le nombre des malades et des morts. Dans la
» seule nuit dernière, on a perdu jusqu'à cinquante-
» quatre personnes. Toutes les maisons en sont infec-
» tées, et toutes présentent l'image de la misère et du
» désespoir. Le dénuement où sont les malades,

» l'abandon qu'on en fait, viennent de deux sources.
» *La fièvre jaune a tellement glacé d'effroi, on est*
» *tellement frappé de son caractère contagieux, que*
» *la municipalité ne saurait trouver des infirmiers en*
» *les payant dix francs par jour. D'un autre côté, les*
» *riches ont pris la fuite, et la foule de ceux que le*
» *mal a prévenus ou que retient la pauvreté, reste*
» *sans appui, sans secours, sans aliment, sans con-*
» *solation. Nous venons de visiter le lazaret; nous*
» *avons été navrés de douleur à la vue de cet entas-*
» *sement d'infortunés privés de lits, de draps, de cou-*
» *vertures, de linge, et cependant abattus par le mal,*
» *et croupissans dans la fange de leurs selles et de*
» *leurs vomissemens.* Tout leur manque, jusqu'au
» bouillon. Onze cadavres étaient là gissans, privés de
» sépulture. La force seule a été plus efficace que l'or.
» Il a fallu qu'elle intervînt pour les faire enlever. Au
» milieu de tant de souffrances et d'horreurs, un seul
» médecin, plein de courage et de pitié, veille aux
» besoins de tous : c'est le digne professeur don Joa-
» chim Teixido, le seul aussi de ses confrères à qui
» la fièvre jaune n'ait point ôté la vie, bien qu'il l'ait
» essuyée, et bien que dans ce même lazaret elle ait
» fait périr sous ses yeux, en vingt-quatre heures, sa
» femme et deux de ses filles. La troisième est mou-
» rante, et peut-être ne survivra-t-elle pas. »

Nous avons suffisamment démontré comment la fièvre jaune peut éclater en Europe, à bord des navires venant des Antilles. Le lecteur doit se rappeler
que, de toutes nos preuves, il est résulté que l'on ne

pouvait point admettre que ces navires en aient apporté le germe. Car, en supposant la préexistence de ce germe, comment se rendre raison de l'apparition de cette maladie sur des navires partis de Nantes, du Hâvre, de Bordeaux, de Marseille, et de divers ports d'Italie et d'Angleterre, pour se rendre aux Antilles, avant qu'ils y aient touché, et sans avoir communiqué avec aucun bâtiment qui en revînt? N'est-il pas vraisemblable que ces navires renfermaient les causes infectantes qui y ont été développées par la disposition atmosphérique, dès qu'ils se sont trouvés dans les parages et aux époques où elle existait? Certes, ces faits ne peuvent être attribués à la contagion. Ce serait donc une grande erreur d'accuser les hommes qui montent ces navires d'avoir apporté la maladie ; car, s'ils n'étaient pas venus dans ces parages, où toutes les conditions se trouvent réunies pour son développement, ils ne l'auraient pas eue. La preuve de cette vérité, c'est que si les arrivans vont de suite habiter la campagne, ils ne contractent point la maladie, à moins qu'elle ne se soit déclarée à bord avant leur débarquement. Une autre preuve, c'est que lorsqu'elle paraît dans les ports ou les rades d'une colonie, on la voit bientôt se manifester dans d'autres îles de l'Archipel, sans qu'il y ait eu de communications : elle se déclare sur tous les points où se trouvent toutes les conditions nécessaires à son développement, et là, elle reste circonscrite dans les villes, malgré la pleine et entière liberté de communications qu'elles ont avec les campagnes.

MM. les Commissaires rapportent un fait qui

s'accorde parfaitement avec ce que je viens de dire.

Lors de l'épidémie de 1821, plusieurs bâtimens infectés furent envoyés au lazaret de l'île de Minorque ;
tous les malades qu'ils avaient à bord furent mis à
terre ; plusieurs en moururent sans communiquer la
maladie à personne. Voici ce qu'ils rapportent à ce
sujet, page 121 de leur ouvrage :

« Mais il est temps de parler des vaisseaux qui,
» de Barcelone ou de Malaga, furent envoyés au
» lazaret de Mahon. L'île de Minorque, dont Mahon
» est la capitale, est un des lieux les plus salubres
» que l'on puisse habiter. Son terroir, sec, maigre,
» pierreux et très-inégal, ou plutôt onduleux comme
» une mer agitée, est ouvert à tous les vents. Elle est
» surtout exposée à la rudesse des vents du nord.
» Lorsqu'elle reçut les vaisseaux en question, elle
» jouissait de la santé la plus parfaite : tout-à-coup,
» vers le milieu du mois d'Août 1821, arrivent des
» navires de Barcelone avec des patentes d'un carac-
» tère équivoque. Bientôt, on en voit paraître qui vien-
» nent de Malaga : du 13 au 30 Août, on comptait déjà
» au lazaret dix-huit bâtimens de toute grandeur. Les
» arrivages continuèrent d'un jour à l'autre dans tout
» le cours de Septembre. Il y en eut encore trois en Oc-
» tobre. La totalité des bâtimens fut de quarante-trois :
» il en sortit pour les infirmeries cent quatre-vingt-huit
» malades, dont cent dix-sept ont été emportés par
» la fièvre jaune. Quelque grand qu'il soit, le mal
» l'eût été beaucoup plus si les autorités n'eussent dé-
» ployé un zèle exemplaire. Malgré ce zèle même et

» la sagesse qui présidait à tout, malgré la constante
» salubrité de l'île et l'isolement du lazaret, *la Villa*
» *Carlos*, et *Mahon même*, *tremblèrent d'être enva-*
» *his*. Du reste, si nous en croyons les notes qui nous
» ont été remises, tous les vaisseaux partis de Malaga
» ne se rendirent point au lazaret ; quelques-uns
» gagnèrent Marseille et Trieste. La frégate l'*Amphi-*
» *trite* mit à la voile pour Londres, la *Flora* pour
» Hambourg ; *chacune d'elles avait eu trois morts, et*
» *l'Amphitrite avait encore des malades*. On sait ce
» qui est arrivé à Marseille : *quant au reste, on*
» *l'ignore*.

» De leur côté, dans la traversée de Malaga au lazaret,
» les bâtimens qui la firent perdirent chacun cinq à
» six hommes. Pour les vaisseaux partis de Barcelone,
» bien que la traversée soit beaucoup plus courte,
» les pertes n'ont pas été moindres. »

Dans cette citation, trouve-t-on un seul fait qui soit
favorable à l'opinion de la contagion ? Au contraire, tout
est en faveur de l'infection. En effet, tous ces navires,
arrivés à Mahon, sortaient des villes infectées ; tous
avaient des malades à leur bord ; ces malades ont été
mis au lazaret ; plusieurs en sont morts : mais je ne
vois nulle part qu'ils aient communiqué la maladie aux
habitans de l'île. Ces Messieurs nous disent bien que
les villes *Carlos et Mahon tremblèrent d'être enva-*
hies ; mais le fait est qu'elles ne le furent pas. Bien
plus, ils ne nous disent pas si les gardes du lazaret,
ainsi que tous les employés de cet établissement, tels que
les médecins, les chirurgiens, les infirmiers, etc., etc.,

en furent attaqués. Certes , s'ils l'avaient été , ils
n'eussent pas manqué d'en faire mention. Les moyens
sanitaires auxquels ils attribuent la non-propagation
de la maladie , auraient bien pu garantir les individus
hors du lazaret , mais non ceux de l'intérieur , principalement les personnes chargées de soigner les malades , et qui , par leurs rapports immédiats avec eux ,
étaient plus exposées à recevoir le germe de la maladie ,
si elle était communicable par contagion.

Dans tout ce que je viens de rapporter , on voit,
d'une manière évidente, que la fièvre jaune n'a attaqué
que les individus qui étaient placés dans les lieux infectés ; car tous ces malades étaient sortis des bâti-
timens eux-mêmes infectés. Je pourrais ajouter que
plusieurs bâtimens sortis de Mahon , et qui avaient des
malades , ont été reçus dans divers ports ; la frégate
l'*Amphitrite* a été à Londres , la *Flora* à Hambourg ,
d'autres ont été à Trieste et à Marseille ; aucun de ces
bâtimens n'a communiqué la maladie : à Marseille
comme à Mahon , les malades ont été mis au lazaret ,
et ils n'ont donné la maladie à personne.

Ces Messieurs prétendent que les moyens sanitaires
employés à Marseille empêchèrent la communication
de la maladie. Mais je renouvellerai , à l'égard de Marseille , ce que j'ai dit plus haut relativement à Mahon ,
c'est-à-dire, que les moyens sanitaires auraient bien
pu garantir les individus hors de l'enceinte du lazaret ,
mais non ceux qui se trouvaient au milieu des malades.

« Quant au reste, on l'ignore, » ajoutent ces Messieurs : c'est-à-dire, qu'on ignore ce qui s'est passé à

Londres par l'arrivée de l'*Amphitrite* ; à Hambourg,
par l'arrivée de la *Flora ;* à Trieste et ailleurs, par
l'arrivée des autres bâtimens. De bonne foi, pourra-
t-on croire que si les vaisseaux avaient communiqué la
fièvre jaune dans ces différens ports, les événemens
eussent été ignorés, surtout dans un moment où cette
maladie occupait en quelque sorte l'Europe entière ?

Je ne vois, dans tout ce qui vient d'être dit, rien
qui puisse militer en faveur de la contagion. Partout,
au contraire, on ne saurait trop le répéter, on voit la
fièvre jaune importée par des bâtimens infectés qui ne
l'ont communiquée nulle part. Que conclure de ces
faits, sinon que la disposition atmosphérique, nécessaire à son développement, n'existait point dans ces
endroits (1) ?

J'ai déjà fait remarquer que la plupart des faits rapportés par MM. les Commissaires, en faveur de la
contagion, ont été puisés dans les lieux infectés, et
qu'il est par conséquent impossible d'en tirer une con-
clusion positive en faveur de leur système. Ceux qui

---

(1) Il paraît que cette disposition atmosphérique n'existe pas à une
certaine latitude. M. Bally, dans son ouvrage sur le typhus d'Amérique, page 331, en parlant des climats, dit que la fièvre jaune est inconnue au-dessus du 48me. degré, et que son existence y paraît impossible. A la page 483 de l'Histoire de la fièvre jaune d'Espagne en
1821, les Commissaires, en rappelant ce qu'avait déjà dit M. Bally à
ce sujet, ajoutent que le typhus d'Amérique n'assiège jamais les régions situées au-dessus du 45 ou 46me. degré de latitude boréale. Ce
fait me semble confirmer d'une manière très-positive que cette disposition atmosphérique est absolument nécessaire au développement de
la fièvre jaune.

paraissent d'abord sans réplique, sont ceux de quelques individus qui, restés isolés dans un quartier,
n'ont point contracté la fièvre jaune, quoique pas très-
éloignés du lieu de l'infection. Ce fait a été constamment observé dans la ville de Saint-Pierre-Martinique,
où on n'a jamais vu la fièvre jaune atteindre les individus qui habitaient le quartier connu sous le nom de
la nouvelle Cité. On n'y a jamais vu d'autres malades
que ceux qui l'avaient contractée au quartier du
Mouillage. Cependant, les communications ont été
toujours libres, même dans les plus fortes épidémies.
Plusieurs individus qui avaient pris la maladie au
Mouillage, l'ont portée dans la nouvelle Cité, sans l'a-
voir jamais communiquée à personne. Ce phénomène
tient à ce que cette partie de la ville est située de manière que les vents ne peuvent pas y porter les émanations du foyer qui est dans la partie du Mouillage,
et non au défaut de communication. Il est possible
que les endroits qu'on dit avoir été préservés en Espagne fussent dans le même cas. Il est encore possible qu'un quartier soit préservé pendant tout le temps
que les vents n'y apporteront pas ces émanations ; mais
les vents venant à changer, la maladie pourra se manifester sans qu'on puisse l'attribuer à aucune communication suspecte.

On observe les mêmes faits dans les endroits à portée des marais : dans telle année ou telle saison, ce
sont les habitans du côté sud qui sont attaqués des
fièvres intermittentes ; dans telle autre, ce sont ceux
du côté nord qui souffrent de ces émanations, tandis

que les premiers n'en sont point atteints. Tous ces
effets sont dus à la direction des vents.

J'ai constamment observé que lorsque les vents du
sud régnaient, la fièvre jaune était beaucoup plus
meurtrière dans la partie du Mouillage de la ville de
Saint-Pierre : c'est qu'alors les émanations du bord de
la mer et des navires sont portées vers la terre. Ces
observations ont été faites dans toutes les villes ainsi
disposées.

MM. les Commissaires citent des individus qui,
quoiqu'au centre de l'infection, n'ont pas contracté
la maladie, parce que, disent-ils, ils n'ont eu aucune
communication suspecte. Mais il est possible que
parmi ces individus, à la vérité en très-petit nombre, il
s'en soit trouvé qui fussent dans la même cathégorie·
que les acclimatés aux Antilles, qui, comme on le sait,
ne sont point susceptibles de contracter cette maladie.

D'ailleurs, tous les rapports que ces Messieurs ont reçu
du dehors, sont-ils assez circonstanciés pour les croire
sans y faire quelques observations ? Ces rapports leur
ont-ils toujours été fournis par des personnes qualifiées
pour donner à cet égard des notions exactes ? Ne pour-
rait-on pas dire qu'ils ont peut-être poussé la crédulité
un peu loin sur une matière aussi délicate ? Car, d'a-
près leur propres rapports, elle paraît appuyée sur le
dire d'individus qui ne peuvent savoir ce que c'est
que contagion, tels que des femmes, des portefaix, des
marins, des gardes-malades, et autres gens du peu-
ple. Il est d'autant plus convenable, d'autant plus
prudent de se tenir en garde contre ces dire, qu'ils

sont contredits par les observations de plusieurs médecins dignes de confiance qui ont suivi cette maladie en
Espagne.

D'abord, est-on bien assuré que les malades que
l'on dit avoir vus dans ces lieux éloignés n'avaient
pas fréquenté les endroits infectés? On sait combien
ceux qui se sont mis en contravention aux lois, sont
intéressés à cacher avec soin qu'ils soient allés dans
les lieux qu'il était défendu de fréquenter. Ensuite,
tous les malades cités ont-ils eu réellement la fièvre
jaune? On sait encore combien la peur agit sur les
esprits, et à quelles méprises de ce genre elle expose, surtout dans le temps des épidémies. Ce qui me
porte à faire ces réflexions, c'est que j'ai été appelé
plusieurs fois dans les campagnes, à la Martinique,
pour voir des malades qu'on me disait atteints de la
fièvre jaune, et qui cependant ne l'avaient pas.

Cette méprise a lieu principalement chez les malades attaqués de fièvres rémittentes pernicieuses, surtout dans le temps des épidémies de fièvre jaune, et
cela à raison de la similitude de quelques-uns de leurs
symptômes, surtout à leur dernière période.

Cependant, il faut convenir qu'il peut arriver que
dans le temps de ces épidémies, temps où la constitution atmosphérique est favorable à son développement,
il peut arriver, dis-je, qu'un foyer d'infection puisse se
former dans un lieu où on aurait rassemblé des malades,
surtout si on les a tenus renfermés; ce qui arrive assez souvent lorsqu'on veut les cacher. Je conçois que,
dans ce cas, la maladie pourra se communiquer à tou-

tes les personnes exposées à recevoir les émanations
de ce nouveau foyer. Cet effet peut avoir lieu dans toutes les maladies qui présentent quelque gravité. Nombre d'exemples nous prouve que la fièvre jaune est d'autant plus meurtrière que le foyer d'infection est plus
fort. On en trouve un remarquable dans ce qui s'est
passé à Tortose, lors de l'épidémie de 1821. Voici ce
que MM. les Commissaires disent à ce sujet, à la page
57 de leur ouvrage :

« Mais comment la fièvre jaune, si bénigne en appa-
» rence et si prompte à s'arrêter dans les villages, à
» Sans, à Saria, à Canet-de-Mar, à Sitgés, à Villa-Seca,
» etc., a-t-elle été si étendue et si meurtrière à Tor-
» tose ? On vient d'en voir les raisons. Tortose est close
» de murs ; l'air s'y renouvelle peu ; elle est tournée au
» midi ; elle est mal-propre ; la population y est pau-
» vre et mal nourrie ; elle y est pressée dans d'étroites
» habitations, comme il arrive partout où il y a pau-
» vreté ; la chaleur, si favorable à la fièvre jaune, y a
» été excessive ; toutes les conditions qu'exige la ma-
» ladie, pour se propager, se sont trouvées là réunies
» au plus haut degré. Tortose, sous ce rapport, était
» plus mal que Barcelonette ; aussi la fièvre jaune y
» a-t-elle été, sans comparaison, plus impétueuse et
» plus féroce. »

Rien ne prouve, d'une manière plus forte, plus pré-
cise, l'effet de l'infection locale, que ce que je viens
de citer. On voit d'un coté la maladie produire des
effets aussi funestes que terribles, tandis que de l'autre
on la voit bénigne, et s'arrêter très-promptement.

J'ai déjà dit que le foyer d'infection se forme presque toujours à bord des navires, et que les épidémies commencent presque constamment parmi les équipages ou chez les individus qui ont fréquenté les bâtimens. J'ai déjà fourni les preuves de ces faits; ainsi, je ne reviendrai pas là-dessus. Mais il est nécessaire que je rappelle ces circonstances, d'autant plus que MM. les Commissaires appuyent leur opinion sur des observations insérées dans un rapport présenté à M. Keraudren, par les médecins et chirurgiens attachés aux bâtimens en station aux Antilles. Voici ce qu'on lit à ce sujet à la page 615 de l'Histoire de la fièvre jaune de Barcelone :

« Nous empruntons ici quelques faits qui confirment
» notre doctrine sur la contagion de la fièvre jaune.
» Ils offriront de l'intérêt, parce qu'ils sont authenti-
» ques, et parce qu'ils appartiennent à la marine mili-
» taire, *qu'on ne soupçonnera pas de laisser germer*
» *des causes d'infection à bord des bâtimens.* Ces
» faits, intéressans et curieux, nous sont fournis par
» l'ouvrage que M. Keraudren vient de publier, et
» qu'il a intitulé : De la fièvre jaune observée aux An-
» tilles et sur les vaisseaux du roi. »

On voit, par ce que nous venons de citer, que ces Messieurs n'admettent point que les foyers d'infection puissent se former à bord des bâtimens du roi. Cependant, rien n'est plus positif; on en trouve une foule d'exemples dans les ouvrages qui ont été publiés à ce sujet. C'est l'oubli de ces faits qui est cause qu'on a souvent confondu les effets résultant de l'infection avec ceux de la contagion. En effet, on peut se convaincre, en lisant le rapport précité, que les effets qui y sont rapportés sont dus à l'infection locale, soit à bord des bâtimens, soit dans les hôpitaux, soit dans les villes infectées. On y voit également que c'est en détruisant le foyer d'infection, qu'on a arrêté sa propagation à bord des bâtimens. Voici ce qu'on lit, à ce sujet, dans une partie de ce rapport inséré dans le travail de MM. les Commissaires, à la page 620 et suivantes :

« L'isolement des malades en diminuant le nombre, » et quand il furent séparés, *que les communications* » *entr'eux et le reste de l'équipage furent interrom-* » *pus*, que tous leurs effets eurent été lessivés avant » leur retour à bord, que les objets d'hôpital qui » avaient servi eurent été submergés, la maladie » cessa entièrement et en fort peu de temps, quoi- » que nous fussions aux Antilles, et que la chaleur fut » tous les jours plus sensible.

» Ce n'est pas la seule circonstance où l'on ait » réussi, par des mesures hygiéniques, et en isolant » les malades, à arrêter, même sur les vaisseaux, les » progrès de la fièvre jaune. »

A la page suivante du même ouvrage, on lit encore ce qui s'est passé dans un cas semblable à bord de la gabarre de S. M. l'*Expéditive*, en 1817. En voici l'extrait :

« Le commandant, M. Brou, imagina d'établir sur le » pont deux salles assez grandes : elles réunissaient, à » l'avantage de séparer l'équipage du foyer de la mala- » die, celui de procurer aux malades eux-mêmes » un air continuellement renouvelé.

» La contagion, dit le rapporteur, ne tarda pas à
» s'arrêter. Il ne s'en développa dans la suite aucun
» symptôme. Des deux salles auxquelles on a attribué
» la fin de cette maladie, l'une était placée sous la
» grande écoutille, et l'autre sur l'arrière du bâtiment,
» entre le couronnement et le mât d'artimon. Elles
» étaient disposées de manière à établir des courans
» d'air selon la partie d'où nous venait le vent, ce qui
» faisait respirer au malade un air toujours frais. »

Le succès des moyens qui furent employés à bord
des bâtimens dont il vient d'être question, est-il dû à
l'interruption des communications, ou à la destruction
du foyer d'infection qui s'y était formé? Voilà la question. Mais au moins est-il vrai que la maladie cessa.
Pour quiconque a fait un voyage d'outre-mer, il est
aisé de concevoir l'impossibilité de faire cesser, dans
un bord, toutes communications entre ceux qui en
composent l'équipage. Ainsi, la disparition de la maladie ne peut avoir eu pour cause la cessation de ces
communications. De là, la preuve évidente et irrécusa-
ble que l'établissement du courant d'air, les ventilla-
tions et autres moyens sanitaires qui furent pratiqués
dans ces deux salles, y détruisirent le foyer d'infection,
et produisirent positivement à bord de ce bâtiment
le même effet qui a été attribué un peu plus loin
à l'exposition de certains villages d'Espagne, dans les
environs de Tortose et autres lieux.

Je m'expose peut-être à ce qu'on m'adresse le re-
proche de m'être trop prononcé sur la non-contagion
de la fièvre jaune qui a sévi en Espagne, puisque je

5

ne l'ai pas vue dans la Péninsule. Je répondrai que
je m'y suis cru autorisé : 1°. parce que reconnue iden-
tifiée avec celle des Antilles, j'ai pu facilement rap-
procher les effets de l'une et de l'autre ; 2°. parce
qu'elle ne s'est point communiquée d'une manière
épidémique autre part que dans la Péninsule, quoiqu'il
soit arrivé depuis des siècles , des bâtimens infectés
dans divers ports d'Europe ; 3°. par ce qu'en ont dit
plusieurs médecins recommandables qui ont vu et
bien observé la maladie sur les lieux, et qui ont dé-
claré qu'elle n'était pas contagieuse ; 4°. par ce qu'on
lit dans l'ouvrage même de MM. les Commissaires, relativement à ce qui s'est passé dans les émigrations de
Barcelone, Tortose, Palma, etc., etc., où partout
on a vu que l'émigration, la dissémination des malades
ont arrêté les progrès de la maladie, tandis que la con-
centration dans les villes ont produit l'effet contraire.

On pourra encore m'objecter les faits nombreux que
les auteurs de l'Histoire de la fièvre jaune de Barcelone
rapportent, dont quelques-uns paraissent d'abord in-
contestables. Je répondrai à cela que ceux dont ils ont
été les témoins oculaires ont été pris dans les lieux infectés, conséquemment, ils ne peuvent point servir d'une
manière absolue pour soutenir l'opinion de la contagion. Quant à ceux qui leur ont été communiqués, le
plus grand nombre a été également puisé dans les lieux
infectés. D'ailleurs, la plupart de ceux-ci ont été fournis (comme nous l'avons déjà fait observer) par des
personnes qui ne pouvaient avoir qualité pour cela.

Je conviens que le médecin qui n'a pas vu la mala-

die , qui n'a pour lui que la lecture des ouvrages qui
en traitent, pourra être séduit par tout ce que ces Messieurs disent de favorable à leur opinion. Mais le pra-
ticien qui a vu par lui-même , qui a fait ses observations sur les lieux et au lit des malades , doit naturellement croire à ce que son expérience lui a appris :
car, ce me semble, rien ne peut effacer ce qu'on a
vu de cette manière , et cela pendant long-temps et
à diverses épidémies. D'autre part, on ne peut se dis-
simuler que ces Messieurs , dans leur travail, ne montrent une partialité très-marquée en faveur de la contagion. On sait combien , dans ces circonstances, l'o_
pinion dirige le jugement. Souvent on voit ce que
l'on croit, et l'on croit sans réflexion tout ce qui est
favorable à l'opinion qu'on professe.

Pour éviter ces inconvéniens, ne serait-il pas plus
convenable, dans la question qui nous occupe , de s'en
rapporter aux faits généraux, qui, par leur nature, sont à
portée d'être jugés par tous les hommes sans prévention ?

Parmi ces faits généraux, deux seulement me paraissent suffire pour arriver à la solution de la question.

Le premier est l'observation constamment faite que
la maladie ne s'est jamais communiquée ailleurs qu'en
Espagne, quoique depuis des siècles tous les autres
ports de l'Europe aient reçu des bâtimens partis des
divers points du Nouveau Monde où la fièvre jaune
exerçait ses ravages.

Le second est, que l'émigration des individus,
même malades, sortis du sein des villes , pour se répandre dans les campagnes, n'y ont point apporté la

maladie, malgré que les communications n'aient pas
été interrompues. Ces faits sont notoires et authentiques,
soit aux Antilles, soit dans l'Amérique du nord; nous
voyons même, dans l'ouvrage que nous réfutons, qu'en
Espagne l'émigration de plusieurs villes a eu le même
résultat. L'événement qui a eu lieu au port du Passage,
en Août dernier, par l'arrivée du brick le *Donos-Tierra*,
vient à l'appui de ce que nous en avons dit (1).

Il résulte donc de la discussion que nous avons élevée
au sujet de l'ouvrage des Commissaires français envoyés
en 1821 en Espagne, pour étudier la fièvre jaune, que
quatre conditions sont absolument nécessaires à son
développement. Ce sont : 1°. la chaleur, 2°. une disposition atmosphérique occulte, 3°. des causes locales,
4°. l'idyosincrasie des individus; qu'elle ne se communique point par les marchandises, ni par les malades,
ni par leurs effets, et que par conséquent, elle n'est
point contagieuse. Cependant, elle peut être importée
par un bâtiment qui aurait fréquenté les lieux où elle
y règne; que dans cette hypothèse, les personnes qui
iraient à bord du navire pourraient la contracter,
ainsi que celles qui seraient à portée d'y recevoir les
émanations sorties de ce bâtiment; mais que ces émanations s'éteignent à une courte distance, et ne sont
point transportables par les malades placés hors du
foyer d'infection; que, pour s'en garantir, il suffit de
placer le navire infecté hors de la portée de toute ha-
bitation, et d'empêcher autant que possible l'approche

(1) Voyez la page 20.

de ce bâtiment, jusqu'à ce qu'on ait employé les
moyens d'assainissement convenables pour détruire
ce foyer. D'après ce qui vient d'être dit, on s'éloi-
gnera le plutôt possible des lieux infectés, et on n'y re-
tournera que lorsque l'épidémie aura complètement
cessé. Ces précautions sont d'autant plus utiles, qu'on
a des exemples d'individus qui ont contracté la maladie par le séjour de quelques heures dans les lieux
infectés. Les moyens d'assainissement les plus convenables, consistent à opérer la dissémination des malades, à les placer dans des lieux aérés, à faire observer
la plus grande propreté, à ventiller, à diminuer la
chaleur en établissant des courans d'air. L'expérience
a prouvé que partout où on a employé ces moyens,
on est parvenu à diminuer le nombre des malades et
la gravité de la maladie, et à faire cesser plus vîte les
épidémies.

ww

PROCÈS-VERBAUX

Des expériences médicales qui ont eu lieu au Fort-Royal, sur la personne de M. Guyon, chirugien-major au 1er. bataillon d'infanterie de ligne de la Martinique, et auxquelles cet officier de santé s'est soumis dans le dessein de constater la nature de la fièvre jaune, sous le rapport de sa propriété contagieuse ou non contagieuse.

Le vingt-huit Juin mil huit cent vingt-deux, M. Guyon a pris, dans la grande salle de l'hôpital du Fort-Royal, en présence des médecins, chirurgiens et pharmaciens soussignés, et de plusieurs autres employés de l'hôpital, la chemise d'un homme atteint de la fièvre jaune (le nommé Yvon, soldat à la 4e. compagnie du 1er. bataillon d'infanterie de ligne de la Martinique), toute imbibée de la sueur du malade, s'en est revêtu sur-le-champ, et a été ensuite inoculé aux deux bras, par M. Cuppé, chirurgien entretenu de première classe de la marine, avec la matière jaunâtre des vésicatoires en suppuration. L'appareil et la chemise ont été gardés pendant vingt-quatre heures, et levés en présence des témoins

Lefort, médecin du Roi; Cuppé, chirurgien entretenu de 1re. classe; Achard, pharmacien en chef; Audimar, chirurgien entretenu de 2ᵉ. classe, prévôt de l'hôpital; BERNARD, chirurgien entretenu de 3ᵉ. classe; BEDEAU, *idem*; SELLON, pharmacien entretenu de 3ᵉ. classe; PEYRAUD, *idem*; CABANEL, *idem*.

—————

Le trente Juin au matin, en présence de la plupart des témoins ci-dessus et soussignés, M. Guyon a bu un petit verre d'environ deux onces de la matière noire vomie par le sieur Framery d'Ambrucq, commis de marine; et après s'être frictionné les deux bras avec cette même matière, il en a été inoculé par M. Cuppé.

LEFORT; CUPPÉ; ACHARD; AUDEMAR; BERNARD; BEDEAU; SELLON; PEYRAUD; CABANEL; Jⁿ. MICHEL, commis de marine dans l'administration des vivres; SAINTE-ROSE BARTHOUILH, habitant du Fort-Royal.

—————

Le sieur Framery étant mort le premier Juillet, au cinquième jour de maladie, à neuf heures du matin, M. Guyon a, en présence des témoins soussignés, revêtu sa chemise toute imprégnée de matière noire, encore chaude, et s'est aussitôt couché dans le lit du défunt, également maculé de matière noire et autres excrémens Il est resté dans le lit six heures et demie, y a sué et dormi en présence de la plupart des témoins.

LEFORT; CUPPÉ; ACHARD; AUDEMAR; BERNARD; BEDEAU; SELLON; PEYRAUD; CABANEL; Jⁿ MICHEL; SAINTE-ROSE BARTHOUILH; FLEUROT, imprimeur du gouvernement; VILLEMAIN, lieutenant au 1ᵉʳ. bataillon de la Martinique; T. DESMAZES, commis de marine, au contrôle colonial.

Et enfin, le malade de l'hôpital, qui avait servi à la première expérience, ayant succombé le deux Juillet, l'ouverture de son corps
a été faite par M. Guyon, en présence des témoins soussignés. L'estomac contenait une assez grande quantité de matière noire sangui-
nolente, et sa membrane interne était rouge et enflammée. M.
Guyon a, de nouveau, été inoculé aux deux bras, par M. Cuppé,
avec cette matière, et les piqûres ont été recouvertes par la surface
altérée de morceaux pris dans les parois de l'estomac. L'appareil
a été levé, vingt-quatre heures après l'application, en présence
des témoins. Les parties inoculées étaient enflammées, douloureu-
ses, et les glandes axillaires un peu tuméfiées.

LEFORT; CUPPÉ; ACHARD; AUDEMAR; BEDEAU; BERNARD; SELLON;
PEYRAUD; CABANEL; GRIVEL, officier de voltigeurs au 1er. bataillon de la Martinique.

Nota. M. le docteur Sérand, chirurgien entretenu de 1re. classe, à
bord de la frégate l'*Hermione*, n'a pu signer ces procès-verbaux, à
cause du départ pour France de ladite frégate.

On a également omis de faire signer plusieurs autres témoins oculaires, comme, par exemple, les sœurs de l'hôpital, Madame Thuret,
femme du contrôleur colonial, aux soins de laquelle le jeune Framery
était recommandé, etc.

———

Vu pour légalisation des signatures des dénommés ci-contre et
de l'autre part, témoins aux expériences faites par le sieur Guyon,
sur lui-même, pour constater la nature de la fièvre jaune, sous le
rapport de la contagion, lesquelles expériences sont parvenues successivement à notre connaissance, avec tous leurs détails, tels
qu'ils sont relatés ici.

Nous certifions, en outre, que le sieur Guyon, que nous avons vu quelques jours après la dernière de ces expériences, nous a paru jouir de toute la plénitude de sa santé, et qu'il n'a pas cessé, depuis cette époque, de s'acquitter du service très-actif dont il est chargé, en qualité de chirurgien-major de 1er. bataillon de la Martinique.

Fort-Royal, le 28 Août 1822.

Le lieutenant-général, gouverneur
et administrateur pour le Roi,

Donzelot.

CONSEILS

AUX EUROPÉENS

QUI PASSENT DANS LES PAYS CHAUDS,

NOTAMMENT AUX ANTILLES.

CONSEILS

AUX EUROPÉENS

QUI PASSENT DANS LES PAYS CHAUDS,

NOTAMMENT AUX ANTILLES.

LES relations continuelles que Bordeaux entretient avec les Antilles, me font un devoir d'éclairer les commerçans et les marins sur les précautions à prendre quand ils se proposent de voyager dans ces régions et quand ils y arrivent.

Les transitions brusques produisent sur notre corps une secousse relative, qui, portant son action sur nos organes, influe l'ordre des fonctions et en dérange l'équilibre, d'où résulte une altération de la santé. Les Européens surtout qui passent d'un climat tempéré dans celui de la zone torride éprouvent ces secousses. Elles sont d'autant plus fortes, que la différence des climats est plus grande; aussi, observet-on que les individus qui ont habité les régions du Nord sont plus sujets aux maladies des pays chauds, et que chez eux généralement elles se présentent avec plus de gravité.

Pour rendre la transition moins funeste, je pense que le temps le plus convenable pour entreprendre ces voyages est vers la fin de Septembre ou au commen-

cement d'Octobre. On a alors l'avantage d'être déjà
un peu acclimaté avant l'époque des fortes chaleurs;
car la température est très-supportable aux mois de Décembre, Janvier et Février. Les mois de Mars, Avril
et Mai sont ordinairement secs : on y observe beaucoup
moins de maladies, et celles qui y règnent alors sont
généralement moins graves.

A la Martinique, lors des épidémies de fièvre jaune,
j'ai toujours observé que ces trois derniers mois étaient
ceux où il y avait le moins de malades. L'Européen
sera donc moins exposé à contracter cette maladie,
puisqu'il aura au moins une année d'acclimatement
avant l'époque où elle règne avec plus d'intensité. Cependant, à la saison des sécheresses et dans les lieux
voisins des marais, on voit des maladies produites par
les effluves marécageux, toujours très-abondans par
l'exposition des vases aux rayons du soleil. Mais cette
circonstance n'est pas générale : elle tient aux localités,
comme cela a lieu dans plusieurs pays d'Europe.

Quand on doit faire un voyage aux Antilles, il convient de tenir un certain régime quelque temps avant
de s'embarquer, de le continuer pendant la traversée,
et à plus forte raison à l'arrivée.

Ce régime consiste à se nourrir plus particulièrement
de substances végétales, de poisson, de viandes
bouillies ou rôties : il faut n'en prendre qu'avec mo-
dération ; on sera surtout fort sobre sur l'usage des
boissons alcooliques, et on évitera avec soin tout ce
qui peut porter une excitation vive. Il faut également
être fort réservé sur l'acte vénérien. J'ai vu nombre

d'individus, dans les Colonies, succomber à la suite
de ces excès.

Le choix du bâtiment où on doit s'embarquer est
une précaution qu'on ne doit pas négliger. J'ai observé
que les équipages des navires qui sont mal tenus, qui
ont beaucoup de monde et des vivres de mauvaise qualité, ont plus de malades, et que leurs maladies sont
plus graves. Les précautions à prendre pour remédier
à toutes ces causes d'insalubrité, regardent principalement les capitaines et les armateurs.

Il faut, autant que possible, bannir toute espèce
d'inquiétude : la frayeur d'être atteint de la fièvre jaune
a causé les plus grands maux. J'ai vu des personnes en
être tellement effrayées, que leurs facultés intellec-
tuelles étaient troublées même avant que d'être malades.
Presque toutes ces personnes ont succombé.

Les chagrins concourent également au développement de la fièvre jaune. Les personnes qui ont une sen-
sibilité vive, une imagination ardente, chez qui les affections morales sont fortes, la prennent plus facilement et courent le plus grand danger. Depuis la révolution, les épidémies de fièvre jaune ont été plus
meurtrières : cela s'explique par la disposition d'esprit
où se trouvaient les personnes qui se rendaient en grand
nombre aux Colonies, avec l'espoir d'y rétablir leur for-
tune, après avoir éprouvé les peines les plus cuisantes.

Durant la traversée, on restera souvent sur le pont,
où on respirera un air plus pur et plus salubre que
dans l'intérieur du bâtiment. Cependant, on évitera
la forte impression des rayons solaires, surtout à l'ap-

proche du tropique. En arrivant aux Colonies, on aura soin de se loger dans des lieux aérés et éloignés, autant que faire se peut, des ports ou rades ; car c'est toujours dans ces endroits où la maladie commence, et c'est de l'intérieur des bâtimens que sortent les émanations qui donnent lieu au développement de la fièvre jaune. Quant aux marins qui sont obligés de rester dans les navires, les capitaines et les officiers doivent veiller à ce que les bâtimens soient tenus proprement, et que la nourriture soit de bonne qualité. Ils doivent surtout empêcher l'abus des liqueurs alcooliques ; car c'est ce qui fait périr aux Antilles la plus grande partie des matelots.

Cependant, quelques navires sont tellement infectés, que leurs équipages sont frappés en entier de la fièvre jaune, et c'est là qu'elle déploie le plus de fureur. Pour arrêter le mal, il faut : 1°. éloigner ces bâtimens, les mettre dans un lieu où ils soient hors de la portée des autres navires, afin que les émanations qu'ils fournissent ne puissent pas les atteindre ; 2°. faire sortir tous les marins qui ne seraient pas acclimatés, et y substituer des nègres, ou des matelots qui seraient déjà faits au climat : car, tous les individus acclimatés peuvent rester impunément dans les bâtimens infectés, et travailler à leur assainissement. Il consiste à les décharger, à changer le lest, surtout s'il y a quelque temps qu'on ne l'a pas renouvelé ; à enlever les bordages où se logent des insectes : car on a observé que les ravets et craclas (blatta américana), qui se tiennent dans ces bordages, occasionnent une odeur très-désagréable, ce qui doit ajouter aux causes infectantes. Il faut ensuite gratter tout l'intérieur du bâtiment, le laver à grande eau, le laisser sécher, et le laver de nouveau avec le chlorure de chaux étendu dans suffisante quantité d'eau. On peut aussi, à défaut de ce moyen, se servir d'une eau de chaux vive bien saturée.

On pourra également faire usage des fumigations de souffre ou de celles indiquées par M. Guyton de Morveau. On aura soin, lorsqu'on fera ces fumigations, de fermer les écoutilles. On pourrait aussi placer du feu sous la carlingue pendant vingt-quatre ou trente-six heures.

Les individus non acclimatés ne doivent point fréquenter ces navires jusques à leur parfait assainissement. — Je suis très-persuadé que ces moyens, employés à temps opportun, et exécutés avec la plus scrupuleuse exactitude, conserveraient la vie et la santé de beaucoup de marins. En diminuant la masse de l'infection, on contribuerait aussi à rendre les épidémies qui ravagent les villes maritimes beaucoup moins meurtrières (1).

Quant au déchargement complet de ces navires, au changement de lest, au lavage intérieur, je conviens que dans quelques circonstances il serait très-difficile, et quelquefois impossible d'exécuter avec exactitude le déchargement complet, le changement

---

(1) Je sais que les précautions que j'indique ci-dessus nécessiteraient quelques travaux de plus, et par conséquent quelques dépenses. Mais que ne doit-on pas faire pour conserver la vie des hommes? D'ailleurs, à tout calculer, ces dépenses seraient peut-être moindres que celles que causent les maladies des équipages.

de lest et le lavage intérieur. Dans ces cas, on lavera,
on grattera tout ce qu'on pourra atteindre ; on y intro-
duira une assez grande quantité d'eau, qu'on retirera
par les pompes, et on renouvellera ce lavage le plus souvent possible. Ce qui me fait croire que ce moyen serait très-utile, c'est la remarque qu'on a faite, même
dans les plus fortes épidémies, que lorsque des navires font beaucoup d'eau et qu'il faut pomper souvent,
l'infection y est moins forte. Il serait aussi convenable
d'établir à demeure des manches à vent, afin de re-
nouveler l'air plus facilement et plus promptement.

La faculté infectante n'est pas particulière aux navires qui ont servi à faire la traite des nègres, comme
l'a dit tout récemment M. le docteur Audouard ; car
on la voit aussi dans les bâtimens du roi, et dans nombre de ceux du commerce qui n'ont pas fait la traite
et qui même n'ont pas communiqué avec aucun de
ceux qui ont été employés à ce trafic. Les exemples
de semblables faits sont nombreux. La flottille partie
de Tarente pour porter des troupes à Saint-Domingue,
en 1802, en a fourni un très-remarquable. La fièvre
jaune s'y manifesta lorsque ces bâtimens arrivèrent dans
les parages où la disposition atmosphérique était favorable à son développement (1).

Dans l'épidémie qui se manifesta aux Antilles en
1816, on a vu plusieurs bâtimens du roi qui étaient
fortement infectés, et où la fièvre jaune a produit de

_____

(1) Voyez ce que j'ai dit relativement aux conditions nécessaires
au développement de la fièvre jaune, dans le Mémoire ci-dessus,
page 12 et suivantes.

forts ravages. Je citerai notamment les gabares l'É-
glantine, l'Expéditive, les frégates la Nérëide, l'A-
fricaine, la corvette l'Egerie, le brick l'Euryale. Je
pourrais citer encore un plus grand nombre de faits
semblables ; car on en trouve dans presque tous les
ouvrages des médecins qui ont écrit après avoir observé
la propagation de cette maladie.

Une autre preuve que la fièvre jaune n'est pas spé-
ciale aux bâtimens négriers, c'est que cette maladie est
inconnue aux îles de France et de Bourbon. Cependant, depuis des siècles, ces îles ont reçu des navires
chargés de nègres, qui n'auraient pas manqué de la
communiquer si elle était spécialement communiquable
par ces navires.

Pour donner plus de poids à son opinion, M. le
docteur Audouard a dit que la fièvre jaune n'était
point originaire d'Amérique ; que la plupart des médecins de ce pays avaient confondu les fièvres prove-
nant des émanations marécageuses avec la fièvre jaune,
comme cela est arrivé quelquefois pour celles qui règnent à Rome, à Mantoue, et dans d'autres pays chauds
et marécageux.

Je conviens que quelques médecins ont fait cette
erreur ; mais plusieurs aussi ne l'ont point commise :
ce sont ceux qui ont suivi la fièvre jaune et qui l'ont
observée assez de temps pour bien l'étudier. Dans un
autre travail, j'établirai la différence qui existe entre la
fièvre jaune et les fièvres des pays marécageux. Dans ce
moment, je me bornerai à dire qu'aux Antilles il y a
beaucoup d'endroits où il existe des marais, et où ja-

mais on ne voit la fièvre jaune\, tandis qu'il y en a d'autres hors de leur portée où elle exerce ses ravages. La ville de Saint-Pierre-Martinique est dans ce cas.

M. Audouard, pour appuyer davantage son opinion, dit que la fièvre jaune n'a été connue que long-temps après l'établissement de la traite des nègres. Je crois qu'il se trompe. Tout fait présumer que cette maladie a sévi sur les premiers Européens qui ont abordé au Nouveau-Monde. C'est l'opinion de presque tous les écrivains qui se sont occupés de faire des recherches à ce sujet. D'autre part, j'observerai que la fièvre jaune ne s'est pas toujours manifestée lors de l'arrivée des négriers; car on a vu des espaces de temps assez longs sans qu'elle ait paru aux Antilles, quoiqu'il n'ait pas cessé d'en arriver. A ce sujet, je ferai remarquer que M. le docteur Audouard a été mal informé sur la manière dont il dit que les nègres étaient traités à bord de ces bâtimens. Sans être l'apologiste de ce commerce, je dois dire ce que j'en ai vu. Pendant le temps que j'ai resté à la Martinique, il y est arrivé plusieurs négriers, et certes, les nègres n'y étaient pas traités aussi inhumainement qu'on se plaît à le répandre. Mettant même tout sentiment d'humanité à part, et ne considérant la chose que sous le rapport de l'intérêt particulier, ne doit-on pas supposer qu'on ne négligeait aucune précaution pour les conserver dans le meilleur état possible, puisque le prix plus ou moins élevé tenait au bon ou mauvais état où ils se trouvaient lorsqu'on les livrait?

Dans tous les pays, les fatigues trop fortes sont nui-

sibles ; mais elles le sont davantage sous le climat de
la zone torride. On doit donc éviter les travaux trop
rudes ; cependant il convient de faire un exercice
modéré : car, l'excès de l'inaction serait peut-être
aussi dangereux. Il faut éviter les fortes impressions
du soleil, l'humidité de la nuit, et les courans d'air,
surtout lorsqu'on a chaud ; la transpiration dans
ces climats est si abondante, que sa suppression cause
toujours des accidens plus ou moins fâcheux. J'ai vu plusieurs individus périr dans un état d'asphyxie, par l'effet
de cette suppression qui s'était opérée avec promptitude.

La fièvre jaune étant la maladie la plus redoutable
pour les Européens qui vont aux Antilles, est celle par
conséquent contre laquelle on doit prendre plus de
précautions. Malheureusement, jusqu'à ce jour, on n'a
pas encore trouvé dans l'hygiène de moyens pour s'en
garantir d'une manière absolue. On peut s'y soustraire
néanmoins en fuyant les lieux où elle exerce ses ravages. L'Européen qui va de suite habiter la campagne,
ne la contracte point ; mais il faut qu'il y reste tout le
temps de l'épidémie, ou jusqu'à ce qu'il soit acclimaté :
le séjour de quelques heures dans les lieux infectés
suffit pour qu'elle sévisse. Je sens bien que le plus grand
nombre de ceux qui vont aux Colonies, sont des marins, ou des commerçans que leurs affaires obligent de
rester dans les villes maritimes ; et c'est précisément
dans ces villes que la maladie exerce ses ravages.

Quoique la médecine n'ait pas encore de préservatif
assuré contre cette cruelle maladie, on ne doit pas
cependant négliger l'emploi de quelques moyens qui,

6*

sans en garantir absolument , diminuent son intensité et le nombre de ses victimes.

Nous avons déjà indiqué le régime et la conduite que doivent tenir tous les Européens qui vont aux Antilles ; nous allons maintenant dire deux mots sur quelques précautions relatives à la constitution des individus.

Il est généralement reconnu que les hommes doués d'une constitution forte et vigoureuse , ceux qui ont abusé d'un régime excitant et ceux qui ont éprouvé de grandes fatigues , exposés à l'ardeur du soleil, sont plus exposés à prendre la fièvre jaune , et qu'elle exerce chez eux toutes ses fureurs.

On sait que les personnes qui ont habité le Nord y sont surtout disposées , parce qu'elles ont en général la constitution dont nous venons de parler.

On voit, au contraire . qu'elle sévit avec moins de force sur les individus d'une constitution faible, tels que les femmes, les enfans, les vieillards. On a fait la même remarque pour ceux qui ont habité les régions méridionales de l'Europe. J'ai observé à la Martinique , notamment lors de l'épidémie si meurtrière de 1803 , que les troupes qui avaient fait la guerre en Egypte , en Italie , etc. , avaient eu beaucoup moins de malades que celles qui avaient toujours été dans le Nord. D'autre part, on sait que les acclimatés ne la prennent point ; ce qui tient en partie, selon moi, à la diminution de la force constitutionnelle résultant des chaleurs de la zone torride.

De toutes ces considérations, il résulte que les moyens

les plus convenables pour prévenir la fièvre jaune ou pour
en diminuer l'intensité, consistent dans l'emploi métho-
dique des antiphlogistiques. Ainsi, on fera usage des boissons de cette nature, des bains légèrement dégourdis et
des clystères analogues ; on aura recours aussi à des évacuations sanguines, lorsque la constitution de l'individu
le permet. Chez les sujets très-forts, les saignées généra-
les doivent être pratiquées et répétées selon les forces du
sujet. Par ce moyen, on mettra la fibre à l'unisson des
gens du pays, ou, comme on le dit vulgairement, on les
créolisera. Lorsqu'on a diminué la pléthore générale,
ou que les individus ne la présentent pas naturellement,
j'ai obtenu des avantages de l'application des sangsues.
Je crois même être parvenu, dans plusieurs circonstances, à faire avorter la maladie ; mais pour cela, il
faut en faire usage de très-bonne heure, avant que l'engorgement capillaire soit porté à un certain degré. Cette
application réussit particulièrement dans les engorge-
mens locaux : ainsi, lorsque la tête est prise, qu'il y
a douleur, pesanteur, il faut la faire à la nuque, aux
tempes, derrière les oreilles, au cou ; sur le thorax,
dans les embarras du poumon ; sur la région épigastri-
que, quand l'estomac est douloureux, surtout s'il y a
des éructations ou des envies de vomir ; sur la région
lombaire, à l'anus ou aux cuisses, dans les douleurs
de reins, du bas-ventre, etc. Il ne faut pas craindre
de perdre un peu de sang ; il faut les laisser couler,
et en récidiver l'application si les accidens persistent.
C'est, je puis le dire, un des meilleurs moyens, et
comme préservatif et comme curatif. Mais, je le ré-

pète, il faut qu'il soit employé de bonne heure. Malheureusement on ne trouve pas toujours des sangsues aux
Antilles ; je ne saurais trop recommander d'en porter
d'Europe : il serait peut-être possible de les y natura-
liser, en se servant du procédé indiqué par M. Noble,
inséré dans le *Journal universel des Sciences médicales*
du mois d'Avril 1823, p. 120, et dans le *Journal mé-
dical de la Gironde* du mois d'Avril 1824, p. 274.

Il convient aussi de tenir le ventre libre par quelques
clystères émolliens. Quand j'ai jugé les purgatifs nécessaires, je me suis servi avec avantage d'une potion
composée de deux onces d'huile de palma-christi, de
suc d'orange et d'une once de sirop ordinaire. L'on
mêle le tout ensemble, qu'on donne par cuillerée toutes
les heures. On répète plus ou moins cette potion, suivant
les évacuations qu'on en obtient. Ce purgatif évacue sans
irriter les muqueuses, et on a l'avantage de graduer en
quelque sorte les évacuations. Je ne me suis jamais
bien trouvé des purgatifs drastiques que plusieurs médecins conseillent.

Les vomitifs réussissent quelquefois ; mais il faut
mettre la plus grande prudence dans leur administration. Ils ne peuvent convenir qu'autant qu'il n'y a aucun
symptôme d'irritation, et que l'estomac est surchargé
de matières saburrales. Dans ce cas, la secousse qu'ils
opèrent peut être salutaire.

Plusieurs médecins ont conseillé de donner le quin-
quina comme préservatif : j'avoue en avoir fait usage
sans en avoir obtenu aucun succès ; j'ai même souvent
observé un effet tout contraire.

Les exutoires ont été proposés comme moyens pro-
phylactiques : je n'ai pas vu qu'ils aient répondu à l'at-
tente qu'on s'en était faite. Je pense que l'état de fai-
blesse occasionné par les causes qui avaient nécessité
leur application, y a plus contribué que l'exutoire : la
preuve, c'est qu'ils n'ont point réussi lorsqu'on les a
placés *ad hoc*.

Il en est de même de la syphilis, qu'on a dit être
un préservatif. J'ai eu occasion de voir plusieurs malades chez qui cette complication a été très-funeste.
A la vérité, il s'est trouvé quelques individus qui avaient
un écoulement gonorrhoïque ancien et simple, qui en
ont été préservés ; mais c'est aux boissons tempérantes,
au régime antiphlogistique que ces individus avaient
observé pour se guérir de la gonorrhée, qu'on doit cet
effet, et non à cet écoulement, ni à la nature de la
maladie.

Les huileux ont été conseillés par quelques médecins, non-seulement comme moyen préservatif, mais
encore comme moyen curatif. Ces médecins ont pensé
que la cause efficiente de la fièvre jaune pouvait agir
sur nos organes à la manière des caustiques, et qu'en
conséquence les huileux pourraient en atténuer les effets. Ils ont été conduits à cette idée par les lésions
qu'on trouve plus fortement et plus ordinairement aux
muqueuses de l'œsophage, de l'estomac et des intes-
tins. On a également pensé que l'huile employée en
frictions, en bouchant les pores de la peau, empê-
cherait l'absorption des causes infectantes qui se
trouvent dans l'atmosphère. M. le docteur Sehus,

médecin danois, qui a pratiqué la médecine à l'île Sainte-Croix, dit avoir employé des frictions huileuses sur des soldats, et il croit que ces frictions les ont préservés de la maladie. Don Juan Arias, médecin à Carthagène, dit avoir guéri, par l'usage de l'huile d'olive, des individus chez qui la maladie était très-fortement caractérisée. Il l'a employée à l'intérieur et en frictions. Je l'ai administrée dans diverses circonstances sans en avoir obtenu aucun résultat sensible. J'avoue que n'en ayant fait usage que dans les derniers temps de ma pratique, ces essais n'ont pas été assez multipliés pour m'autoriser à prononcer sur la vertu préservative et curative qu'on lui attribue. Il est prudent d'attendre que d'autres faits, et une plus longue expérience, achèvent de nous éclairer sur l'efficacité des huileux.

Je crois que l'on me saura gré de présenter ici quelques considérations sur les conditions individuelles qui forment ce que j'appelle *l'acclimatement.*

Cette condition idiosyncrasique s'acquiert par l'habitude qui rend nulle l'action qu'exercent ordinairement sur nos organes les causes procréatrices de la fièvre jaune. Je fonde cette théorie : 1°. sur ce que les indigènes des Antilles, ainsi que les Européens acclimatés, perdent le privilège de l'acclimatement, lorsqu'ils ont habité pendant quelque temps les pays froids ; 2°. sur ce que, parmi le petit nombre de créoles qui ont été atteints de la fièvre jaune, sans être sortis de la Colonie, il ne se trouve que des habitans des lieux élevés, où la température est moins chaude, et qui sont venus dans les lieux infectés pendant le règne des violentes épidémies ; 3°. sur ce que j'ai observé que parmi les acclimatés qui avaient passé quelque temps dans les pays froids, c'était les jeunes gens qui perdaient le plus vîte le privilège de l'acclimatement.

J'ai vu plusieurs jeunes créoles atteints de la maladie lors de leur retour dans leur famille, après avoir passé quelques années en Europe pour leur éducation ; de vieux marins, au contraire, qui n'avaient pas fréquenté les Antilles depuis douze, quinze, et même vingt ans, ne la prenaient pas : j'ai fait cette remarque chez nombre d'individus qui n'avaient point fait ces voyages durant la guerre de la révolution, et qui sont revenus aux Antilles en 1816 et 1817, lorsque la maladie exerçait de très-grands ravages.

Tous les individus arrivés aux Colonies depuis deux et même trois ans, sont encore susceptibles de prendre la fièvre jaune, et cette susceptibilité est d'autant plus grande, qu'ils sont plus nouvellement arrivés. Mais cette disposition s'affaiblit peu à peu. Ceux qui débarquent lorsque l'épidémie règne, et qui restent dans les lieux infectés, s'y habituent plus vîte, et il est rare qu'après un an de séjour ils puissent la contracter.

Ceux qui ont eu la maladie peuvent être considérés comme acclimatés ; car il y a peu d'exemples de récidive. Ceux qui, débarqués pendant l'épidémie, vont se réfugier dans un lieu où elle ne règne pas, ne s'acclimatent pas aussi vîte. J'en ai vu plusieurs qui, après être restés trois ans dans l'intérieur de la Colonie, l'ont contractée venant dans les lieux infectés.

L'habitude de la chaleur diminue bien cette prédisposition individuelle, mais il faut beaucoup de temps
pour qu'elle la détruise entièrement ; j'en tire la preuve
dans ce qui vient d'être exposé dans les différens
modes d'acclimatement. Une autre preuve se déduit
encore du fait suivant : les individus qui ont habité les
côtes d'Afrique ou les Indes-Orientales n'en sont pas
exempts. J'ai donné des soins à plusieurs personnes
qui étaient dans cette dernière catégorie, notamment
à l'équipage du brick l'*Angélique*, capitaine Carousin,
qui a succombé lui-même à cette maladie ; presque
tout son équipage en a été atteint, malgré qu'il eût
resté long-temps à l'île Bourbon, et qu'il fût arrivé
directement de cette Colonie à la Martinique au
mois de Novembre 1816. A cette même époque, la Colonie perdit son respectable commandant en second,
le comte de Montarbi, qui avait habité long-temps les
Indes-Orientales.

Avant de terminer un article que je consacre surtout
à des hommes que leur courage et les privations qu'ils
supportent rendent si intéressans, je ferai l'observation
bien importante, qu'aux Antilles plus que partout
ailleurs, il importe d'appeler un médecin de bonne
heure. Les maladies y marchent avec tant de rapidité,
qu'elles ne laissent souvent qu'un moment pour les
combattre : on ne saurait donc trop se hâter de les attaquer dès leur début.

FIN.

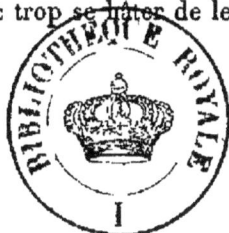